Divertikulitis Kochbuch

Einzigartige 3-Phasen-Formel: 100 Genussrezepte & Lebensstil-Tipps – Überwinden Sie Divertikulitis mit Genuss und Balance

Franz Geissler

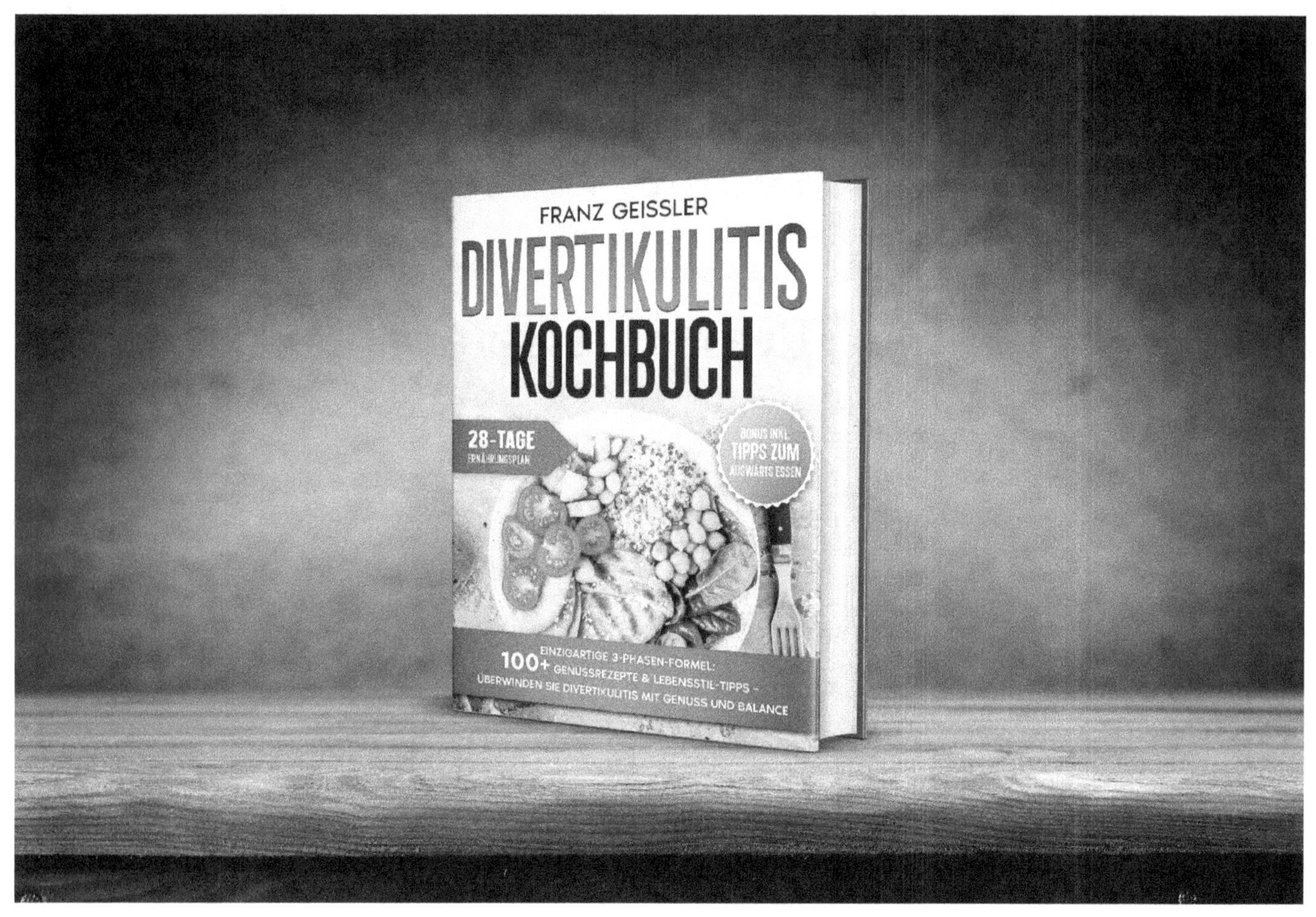

Greifen Sie auf den Bonus zu

Scrollen Sie bis zum Ende und scannen Sie den QR-Code

Inhaltsverzeichnis

Einleitung

Die Reise durch die Welt der Ernährung und Gesundheit führt uns oft zu unerforschten Gebieten, die sowohl Herausforderungen als auch Möglichkeiten für das menschliche Wohlbefinden bieten. Eines dieser Gebiete, das in den letzten Jahren zunehmend an Bedeutung gewonnen hat, ist die Verbindung zwischen unserer Ernährung und der Divertikulitis – ein Zustand, der für viele Menschen nicht nur eine körperliche, sondern auch eine emotionale und soziale Herausforderung darstellt. In dieser Einleitung werden wir die Essenz der Divertikulitis erforschen, nicht nur als medizinischen Zustand, sondern auch als einen Spiegel unserer Zeit, der die Notwendigkeit einer bewussten und angepassten Ernährung hervorhebt.

Die Divertikulitis, eine entzündliche Erkrankung, die sich in den Ausstülpungen der Darmwand manifestiert, ist mehr als nur ein medizinischer Begriff. Sie ist ein Ruf an jeden Einzelnen, die Beziehung zwischen unserer Ernährung und unserem Körper neu zu bewerten. Dieser Zustand, der eine Vielzahl von Menschen unterschiedlichen Alters und aus verschiedenen Lebensbereichen betrifft, verlangt nach einer tiefgreifenden Betrachtung unserer Essgewohnheiten und der Art und Weise, wie wir unseren Körper nähren.

In einer Welt, in der Schnelllebigkeit und Convenience-Food oft den Takt unseres Alltags bestimmen, bringt uns die Divertikulitis zurück zu den Grundlagen: zur Notwendigkeit, innezuhalten und zu reflektieren, zur Bedeutung einer Ernährung, die nicht nur den Gaumen, sondern auch den Körper nährt. Sie fordert uns auf, die Verbindungen zwischen dem, was wir essen, und dem Zustand unseres Körpers zu erkennen und zu respektieren.

Doch was genau ist Divertikulitis? Es ist eine Frage, die nicht nur auf der Oberfläche kratzt, sondern tief in das Gewebe unseres Verständnisses von Gesundheit und Krankheit eindringt. Divertikulitis ist nicht nur eine physische Manifestation; sie ist ein Signal unseres Körpers, ein Weckruf, der uns dazu anregt, unser Verhältnis zur Ernährung und zur Pflege unseres eigenen Selbst zu überdenken. Sie ist ein Fenster zu unserem inneren Funktionieren, das uns zeigt, wie direkt die Nahrung, die wir zu uns nehmen, unsere körperliche Verfassung beeinflusst.

In den folgenden Abschnitten werden wir die Divertikulitis nicht als isolierte medizinische Anomalie betrachten, sondern als Teil eines größeren Ganzen, das unsere Gesundheit und unser Wohlbefinden beeinflusst. Wir werden erkunden, wie die Anpassung unserer Ernährung nicht nur ein Weg zur Bewältigung dieser spezifischen Erkrankung ist, sondern auch eine Methode, um unsere Lebensqualität insgesamt zu verbessern.

Kapitel 1: Verständnis der Divertikulitis

Was ist Divertikulitis?

Im tiefen Gewebe unserer Lebenserfahrung, an einem Kreuzungspunkt, wo sich persönliches Schicksal und wissenschaftliche Erkenntnis treffen, nimmt Divertikulitis ihren Raum ein. Dieser medizinische Zustand markiert für viele den Beginn einer signifikanten Lebensveränderung. Es handelt sich hierbei nicht nur um eine Krankheit im herkömmlichen Sinne; vielmehr dient sie als Indikator, als Botschaft unseres Körpers, der auf innere Missstände und Bedürfnisse aufmerksam macht.

Wenn man von Divertikulitis spricht, bezieht man sich auf eine Entzündung der Divertikel, winzige Ausbuchtungen in der Darmwand, die in ihrem nicht-entzündeten Zustand als Divertikulose bekannt sind. Die Transformation von einer harmlosen Divertikulose zur Divertikulitis ist ein Vorgang, der weit über die körperliche Dimension hinausgeht und tief in unser Dasein eingreift.

Dieser Zustand ist mehr als ein Konglomerat von Symptomen; er fungiert als Impuls für eine tiefere Auseinandersetzung mit unserem Lebensstil, insbesondere mit unserer Ernährungsweise. Durch sie werden wir dazu angehalten, unsere alltäglichen Gewohnheiten zu überdenken und die Beziehungen zwischen unserem Wohlergehen und den von uns getroffenen Lebensentscheidungen zu hinterfragen.

Obwohl Divertikulitis als medizinisches Phänomen zahlreiche Fragen aufwirft, hat die Forschung ein komplexes Netz aus genetischen, diätetischen und umweltbedingten Einflüssen freigelegt, das zu ihrem Auftreten beitragen kann. Die therapeutischen Ansätze variieren dabei stark und reichen von Ernährungsumstellungen über den Einsatz von Antibiotika bis hin zu operativen Eingriffen bei fortgeschritteneren Fällen.

Jenseits dieser Interventionen eröffnet die Auseinandersetzung mit dieser Erkrankung die Möglichkeit, den eigenen Lebensweg kritisch zu reflektieren und gegebenenfalls anzupassen. Viele Betroffene gewinnen durch diese Konfrontation eine neue Sicht auf Gesundheit und erfahren am eigenen Leib, wie prägend eine ausgewogene Ernährung und ein aktiver Lebensstil sein können.

Somit steht Divertikulitis nicht nur für eine körperliche Herausforderung, sondern auch für eine Chance zur persönlichen Entwicklung. Dieser Zustand wird zu einem Wegweiser, der nicht allein zu besserer Gesundheit führt, sondern auch zu einem vertieften Selbstverständnis und einer bewussteren Lebensführung einlädt. Es handelt sich um einen Prozess, der uns lehrt, die Zeichen unseres Körpers zu deuten, ihnen Beachtung zu schenken und ein Leben zu führen, das unsere physische und seelische Gesundheit in den Mittelpunkt stellt.

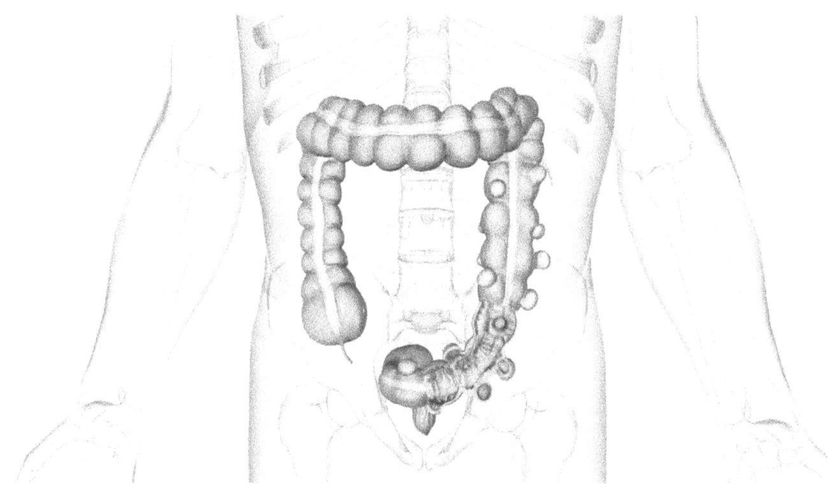

Ursachen und Symptome

Eine der vermuteten Ursachen ist eine langfristige Ernährung, die arm an Ballaststoffen ist, was zu hartem Stuhl und erhöhtem Druck im Dickdarm führt. Dieser Druck kann die Bildung von Divertikeln begünstigen. Wenn diese Divertikel dann entzündet oder infiziert werden, sprechen wir von Divertikulitis.

Hinzu kommt, dass nicht jeder, der Divertikel entwickelt, zwangsläufig Divertikulitis bekommt. Dies wirft Fragen nach weiteren beteiligten Faktoren auf, wie genetische Prädispositionen, Lebensstilentscheidungen und möglicherweise auch die Mikrobiota des Darms.

Symptomatisch äußert sich Divertikulitis in einer Vielzahl von Weisen, die oft mit starken Schmerzen im Unterbauch beginnen, meist auf der linken Seite. Diese Schmerzen können plötzlich auftreten und sich über einige Tage verschlimmern. Weitere Symptome können Fieber, Übelkeit, Erbrechen und eine Veränderung der Stuhlgewohnheiten sein, von Verstopfung bis hin zu Durchfall.

Die Diagnose erfolgt üblicherweise durch eine Kombination von klinischen Untersuchungen, Bluttests, die Entzündungsmarker aufzeigen, und bildgebenden Verfahren wie einer Computertomographie, die die Divertikel und entzündeten Bereiche sichtbar macht.

Es ist wichtig, dass Personen, die diese Symptome aufweisen, medizinische Hilfe suchen, da die Divertikulitis in einigen Fällen zu Komplikationen führen kann. Dazu gehören die Bildung von Abszessen, Perforationen des Darms oder sogar eine Peritonitis, eine potenziell lebensbedrohliche Entzündung der Bauchhöhle.

Wie die Ernährung die Divertikulitis beeinflusst

Zunächst spielt eine ballaststoffreiche Ernährung eine entscheidende Rolle in der Prävention von Divertikeln. Ballaststoffe unterstützen die Darmgesundheit, indem sie helfen, den Stuhl weich und die Darmpassage reibungslos zu halten. Dies verringert den Druck im Dickdarm, der sonst zur Bildung von Divertikeln führen könnte. Daher wird Menschen mit Divertikulose oft geraten, mehr Ballaststoffe zu sich zu nehmen, um die Entstehung von Divertikulitis zu vermeiden.

Im Falle einer akuten Divertikulitis jedoch kann der Ernährungsansatz variieren. Während einer akuten Entzündung wird manchmal eine Nulldiät oder eine Diät mit sehr geringem Ballaststoffanteil empfohlen, um den Darm zu beruhigen. Nach Abklingen der akuten Phase wird die Ernährung schrittweise wieder umgestellt, um Ballaststoffe einzuschließen und die Darmgesundheit zu fördern.

Darüber hinaus ist die Hydrierung entscheidend. Ausreichende Flüssigkeitsaufnahme unterstützt die Verdauung und hilft, einen weichen Stuhl zu erhalten, was den Druck auf die Darmwände reduziert.

Die Rolle der Ernährung beschränkt sich jedoch nicht nur auf die mechanische Entlastung des Darms. Die Art der Nahrung, die wir konsumieren, beeinflusst auch die Mikrobiota in unserem Verdauungstrakt. Eine ausgewogene, nährstoffreiche Ernährung kann eine gesunde Darmflora fördern, die eine Schlüsselrolle in unserem Immunsystem und unserer allgemeinen Gesundheit spielt.

Es gibt Hinweise darauf, dass eine Diät, die reich an verarbeiteten Lebensmitteln und arm an Ballaststoffen ist, zu einer ungünstigen Darmflora führen kann, was möglicherweise das Risiko einer Divertikulitis-Episode erhöht. In Kontrast dazu kann eine Ernährung, die reich an Gemüse, Früchten, Vollkornprodukten und Nüssen ist, zur Prävention der Krankheit beitragen.

Zusammenfassend ist die Ernährung ein zentrales Element in der Prävention und im Management der Divertikulitis. Eine bewusste Ernährungsweise kann nicht nur das Risiko einer Entzündung der Divertikel senken, sondern auch zur allgemeinen Gesundheit des Verdauungssystems beitragen. Es ist eine Botschaft, die Hoffnung gibt: Durch unsere Ernährung haben wir täglich die Chance, positiv auf unsere Gesundheit Einfluss zu nehmen.

Kapitel 2: Die Drei Phasen der Divertikulitis-Diät

Flüssigkeitsphase

In der Behandlung und beim Management von Divertikulitis spielt die Ernährung eine zentrale Rolle. Eine besonders kritische Phase ist die Flüssigkeitsphase, die oft als Erstintervention bei einer akuten Divertikulitis-Episode eingesetzt wird. Diese Phase ist mehr als nur ein einfacher Ernährungsplan; sie ist ein gezielter Ansatz, der darauf abzielt, den Verdauungstrakt zu entlasten, Entzündungen zu reduzieren und dem Körper die Möglichkeit zu geben, zu heilen.

Während der Flüssigkeitsphase konzentriert sich die Nahrungsaufnahme ausschließlich auf klare Flüssigkeiten. Diese Vorgehensweise wird nicht willkürlich gewählt; sie beruht auf der Überlegung, dass durch die Minimierung der festen Nahrungsbestandteile der Darm entlastet und die Verdauung minimiert wird. Dies kann dazu beitragen, die Symptome zu lindern und den Heilungsprozess zu unterstützen.

Doch was umfasst die Flüssigkeitsphase genau? Sie beinhaltet die Aufnahme von klaren Brühen, Tee, klaren Säften ohne Fruchtfleisch und Wasser. Diese Getränke bieten Hydratation, ohne den Verdauungstrakt zu belasten. Es geht darum, dem Körper die notwendigen Flüssigkeiten zuzuführen, während gleichzeitig eine zusätzliche Reizung des Darms vermieden wird.

Die Flüssigkeitsphase ist jedoch nicht als langfristige Ernährungsform gedacht, sondern als vorübergehende Maßnahme. Die Dauer dieser Phase variiert je nach Schwere der Symptome und der individuellen Reaktion des Körpers, üblicherweise dauert sie einige Tage. Während dieser Zeit ist eine sorgfältige Überwachung durch medizinisches Fachpersonal entscheidend, um sicherzustellen, dass der Körper die notwendigen Nährstoffe und genügend Flüssigkeit erhält und um den Übergang zur nächsten Ernährungsphase zu planen.

Es ist wichtig zu betonen, dass die Flüssigkeitsphase nur unter medizinischer Anleitung durchgeführt werden sollte. Die Expertise von Gesundheitsfachkräften ist entscheidend, um die richtige Balance zu finden und sicherzustellen, dass der Körper in diesem heiklen Stadium der Erholung unterstützt wird.

Diese Phase reflektiert die tiefe Verbindung zwischen Ernährung und Heilung. Sie zeigt, dass durch die bewusste Auswahl dessen, was wir konsumieren, ein direkter Einfluss auf die körperliche Gesundheit ausgeübt werden kann. Die Flüssigkeitsphase ist somit ein Beispiel dafür, wie Ernährung als Therapieform genutzt werden kann, um dem Körper bei der Überwindung von Krankheiten zu helfen.

Die sorgfältige Gestaltung dieser Phase, angepasst an die individuellen Bedürfnisse des Einzelnen, ist ein Testimonium für die personalisierte Natur der modernen Medizin. Jeder Patient ist einzigartig, und so sollte auch der Behandlungsplan sein. Die Flüssigkeitsphase ist daher nicht nur ein allgemeiner Richtwert, sondern muss individuell angepasst werden, um optimale Ergebnisse zu erzielen.

Niedriger Ballaststoffgehalt

In dieser Phase werden Lebensmittel eingeführt, die leicht verdaulich sind und den Darm nicht reizen. Die Auswahl der Nahrungsmittel ist darauf ausgerichtet, den Körper sanft aus der Flüssigkeitsphase herauszuführen und auf eine Ernährung mit normalem Ballaststoffgehalt vorzubereiten. Es handelt sich um einen schrittweisen Prozess, der individuell angepasst wird, um den spezifischen Bedürfnissen und der aktuellen Verfassung des Darms eines jeden Patienten gerecht zu werden.

Lebensmittel mit niedrigem Ballaststoffgehalt, die in dieser Phase typischerweise empfohlen werden, umfassen unter anderem Weißbrot, gekochtes Gemüse ohne Haut oder Samen, Fruchtsäfte ohne Fruchtfleisch und raffinierte Getreideprodukte. Diese Nahrungsmittel sind einfacher zu verdauen und weniger wahrscheinlich, eine Belastung für den entzündeten Darm darzustellen.

Es ist wichtig, dass diese Phase nicht als langfristige Ernährungsstrategie betrachtet wird, sondern als Übergangsphase, die darauf abzielt, den Körper auf eine ausgewogenere und ballaststoffreichere Diät vorzubereiten. Während der Umstellung ist eine kontinuierliche medizinische Überwachung unerlässlich, um sicherzustellen, dass die Ernährungsumstellung positive Effekte hat und keine negativen Reaktionen hervorruft.

Die sorgfältige Auswahl der Nahrungsmittel in dieser Phase kann dazu beitragen, die Heilung zu fördern und das Risiko eines Rückfalls zu minimieren. Es ist ein Balanceakt, der darauf abzielt, den Körper zu nähren und gleichzeitig den Darm zu schonen, was das Wissen und die Erfahrung von Ernährungsfachleuten erfordert.

Die Phase mit niedrigem Ballaststoffgehalt ist somit ein kritisches Bindeglied in der Kette der Ernährungsinterventionen bei Divertikulitis. Sie stellt eine maßgebliche Phase dar, die den Grundstein für die Wiederherstellung der Darmgesundheit und die Rückkehr zu einem normalen, aktiven Leben legt. Durch eine bewusste und gezielte Ernährungsumstellung in dieser Phase wird eine solide Basis für die langfristige Gesundheit und das Wohlbefinden des Verdauungssystems geschaffen.

Nach der behutsamen Einführung von Nahrungsmitteln mit niedrigem Ballaststoffgehalt ist der nächste Schritt im Ernährungsmanagement der Divertikulitis die schrittweise Umstellung auf eine ballaststoffreiche Diät. Diese Phase ist entscheidend für die langfristige Gesundheit des Verdauungstrakts und spielt eine zentrale Rolle in der Prävention weiterer Divertikulitis-Episoden. Ballaststoffe sind essenzielle Bestandteile in unserer Nahrung, die nicht nur die Darmgesundheit fördern, sondern auch eine Vielzahl anderer gesundheitlicher Vorteile bieten. Sie tragen dazu bei, die Verdauung zu regulieren, unterstützen eine gesunde Darmflora und können sogar das Risiko für bestimmte chronische Erkrankungen senken. In der Phase mit hohem Ballaststoffgehalt werden schrittweise mehr Vollkornprodukte, Hülsenfrüchte, Gemüse und Früchte in die Ernährung integriert. Diese Lebensmittel fördern die Darmbewegung und helfen, den Stuhl weich zu halten, was essentiell ist, um den Druck in den Divertikeln zu minimieren und eine gesunde Funktion des Dickdarms zu unterstützen.

Die Umstellung auf eine ballaststoffreiche Diät sollte graduell erfolgen, um den Verdauungstrakt nicht zu überfordern und den Körper an die erhöhte Ballaststoffaufnahme zu gewöhnen. Ein zu schneller Übergang kann zu Blähungen, Krämpfen und anderen Verdauungsbeschwerden führen. Daher ist es wichtig, diese Anpassung unter der Aufsicht eines Ernährungsexperten durchzuführen, der einen individuell abgestimmten Plan zur Steigerung der Ballaststoffaufnahme entwickeln kann.

Hydratation spielt in dieser Phase ebenfalls eine kritische Rolle. Die Aufnahme von ausreichend Flüssigkeiten ist unerlässlich, um die Ballaststoffe durch den Verdauungstrakt zu transportieren und eine optimale Funktion zu gewährleisten. Wasser, Kräutertees und andere nicht zuckerhaltige Getränke sind dabei zu bevorzugen.

Es ist wichtig, dass die Ernährung nicht nur reich an Ballaststoffen ist, sondern auch ausgewogen bleibt, um alle notwendigen Makro- und Mikronährstoffe zu liefern. Eine vielfältige Ernährung, die eine breite Palette von Lebensmitteln umfasst, trägt dazu bei, den Körper mit allen essentiellen Nährstoffen zu versorgen und die Gesundheit des gesamten Organismus zu fördern.

Langfristig betrachtet, sollte die Ernährung mit hohem Ballaststoffgehalt nicht als vorübergehende Phase, sondern als dauerhafte Umstellung betrachtet werden. Diese Ernährungsweise kann dazu beitragen, die Gesundheit des Verdauungssystems zu erhalten, das Wiederholungsrisiko für Divertikulitis zu senken und die Lebensqualität zu verbessern.

Kapitel 3: Grundlagen der Divertikulitis-Ernährung

Nahrungsbestandteile und ihre Wirkung auf Divertikulitis

Die Ernährung spielt eine fundamentale Rolle im Umgang mit Divertikulitis, einer Erkrankung, die tiefgreifend durch die Zusammensetzung unserer Nahrung beeinflusst wird. Um die Beziehung zwischen Nahrungsbestandteilen und Divertikulitis vollständig zu verstehen, ist es notwendig, die verschiedenen Facetten unserer Ernährung und deren Einfluss auf den Verdauungstrakt zu erforschen.

Jeder Bissen, den wir zu uns nehmen, ist eine Mischung aus Makro- und Mikronährstoffen sowie anderen Substanzen, die in komplexer Weise mit unserem Körper interagieren. Diese Nährstoffe – Proteine, Fette, Kohlenhydrate, Vitamine, Mineralien und Wasser – sind die Bausteine unseres Körpers und spielen eine entscheidende Rolle in jedem Aspekt unserer Gesundheit, einschließlich der Funktion und Integrität des Verdauungssystems.

Proteine sind essenziell für die Reparatur und den Aufbau von Körpergewebe, einschließlich des Darmgewebes. Eine angemessene Proteinzufuhr unterstützt den Heilungsprozess bei Divertikulitis. Doch nicht alle Proteinquellen sind gleich. Magere Proteine wie Geflügel, Fisch und Hülsenfrüchte sind zu bevorzugen, da sie weniger belastend für den Verdauungstrakt sind als fettreiche rote Fleischsorten.

Fette sind ein weiterer wichtiger Nährstoff, doch ihre Wirkung auf Divertikulitis ist nuanciert. Während Omega-3-Fettsäuren, die in Fisch und einigen Pflanzenölen vorkommen, entzündungshemmende Eigenschaften haben, können gesättigte Fette und Transfette aus verarbeiteten Lebensmitteln und bestimmten Fleischsorten Entzündungen verschlimmern.

Kohlenhydrate sind der bevorzugte Energielieferant des Körpers, doch ihre Auswahl ist entscheidend. Komplexe Kohlenhydrate, wie sie in Vollkornprodukten, Gemüse und Hülsenfrüchten vorkommen, sind reich an Ballaststoffen, die die Darmgesundheit fördern. Einfache Zucker und raffinierte Kohlenhydrate können jedoch Entzündungen anheizen und sollten daher in Maßen konsumiert werden.

Vitamine und Mineralien, obwohl sie in kleineren Mengen benötigt werden, sind entscheidend für die Aufrechterhaltung der Körperfunktionen und die Unterstützung des Immunsystems. Beispielsweise unterstützt Vitamin C die Wundheilung, während Kalzium für die Knochengesundheit unerlässlich ist.

Wasser und Flüssigkeiten sind ebenfalls von zentraler Bedeutung. Hydratation unterstützt nicht nur die Verdauung und hilft, den Stuhl weich zu halten, sondern ist auch entscheidend für jede Zelle und jedes System im Körper.

Die Ernährung bei Divertikulitis erfordert ein Gleichgewicht dieser Nährstoffe. Eine entzündungshemmende Diät, die reich an pflanzlichen Lebensmitteln, magere Proteine und gesunde Fette betont, kann helfen, die Symptome zu lindern und die Gesundheit des Verdauungstrakts zu fördern. Gleichzeitig ist es wichtig, stark verarbeitete Lebensmittel, künstliche Zusätze und hohe Mengen an gesättigten Fetten und Zucker zu vermeiden, da diese die Entzündung verschlimmern können.

Es ist auch zu beachten, dass während einer akuten Divertikulitis-Episode die Ernährungsempfehlungen variieren können. In solchen Zeiten kann eine Reduktion der Ballaststoffaufnahme erforderlich sein, um den Darm zu beruhigen. Nach Abklingen der akuten Symptome sollte jedoch eine schrittweise Rückkehr zu einer ballaststoffreichen Diät erfolgen.

Lebensmittel zu bevorzugen und zu vermeiden

Bei der Bewältigung von Divertikulitis ist die Auswahl der richtigen Lebensmittel entscheidend, um Entzündungen zu minimieren und die Heilung zu fördern. Während bestimmte Lebensmittel heilende Eigenschaften haben können, können andere potenziell schädlich sein und sollten gemieden werden, um eine Verschlimmerung der Symptome zu verhindern.

Zu den Lebensmitteln, die bei Divertikulitis bevorzugt werden sollten, zählen:

1. **Gemüse:** Reich an Vitaminen, Mineralien und Ballaststoffen, sollte Gemüse einen großen Teil der Ernährung ausmachen. Gekochtes Gemüse oder Gemüse in Form von Pürees kann während der Erholungsphase leichter zu verdauen sein.
2. **Obst:** Genauso wie Gemüse liefert Obst wichtige Nährstoffe und Ballaststoffe. Während einer akuten Phase sollten Früchte ohne Haut oder Kerne konsumiert werden, um den Verdauungstrakt nicht zu irritieren.
3. **Vollkornprodukte:** Integrale Getreideprodukte wie Vollkornbrot, brauner Reis und Quinoa sind reich an Ballaststoffen, die den Verdauungstrakt unterstützen und zur Regulierung des Stuhlgangs beitragen.

4. **Magere Proteine:** Huhn, Truthahn, Fisch und Hülsenfrüchte sind ausgezeichnete Proteinquellen, die leichter verdaulich sind und weniger Entzündungsrisiken bergen als rotes Fleisch.

5. **Gesunde Fette:** Avocados, Nüsse, Samen und Olivenöl bieten wertvolle Fettsäuren, die den Körper nähren und die Entzündung reduzieren können.

Lebensmittel, die bei Divertikulitis gemieden werden sollten, umfassen:

1. **Rotes Fleisch:** Schwer verdaulich und potenziell entzündungsfördernd, sollte rotes Fleisch in der Ernährung minimiert oder vermieden werden.

2. **Verarbeitete Lebensmittel:** Diese können künstliche Zusatzstoffe, hohe Mengen an Salz, Zucker und gesättigten Fetten enthalten, die Entzündungen fördern können.

3. **Reichhaltige Saucen und Gewürze:** Während einer akuten Phase können diese den Verdauungstrakt reizen und sollten daher vermieden werden.

4. **Hart zu verdauende Lebensmittel:** Nüsse, Samen, Popcorn und bestimmte Gemüsesorten können besonders während einer Entzündungsphase schwer zu verdauen sein.

5. **Zuckerreiche Lebensmittel:** Diese können den Entzündungsprozess im Körper anheizen und sollten daher in Maßen konsumiert werden.

Kapitel 4: 28-Tage-Ernährungsplan

Tag 1-3: Flüssigphase

In diesen Tagen konzentrieren wir uns auf flüssige Lebensmittel, um die Belastung des Darms zu minimieren.

Mahlzeit	Tag 1	Tag 2	Tag 3
Frühstück	Klare Gemüsebrühe	Beruhigender Kamillentee	Klare Hühnerbrühe
Mittagessen	Klarer Tomatensaft	Goldene Kurkuma-Brühe	Klare Rinderbrühe
Abendessen	Gemüsebrühe mit Fenchel	Klarer Apfel-Karotten-Saft	Klarer Tomatensaft mit Basilikum
Snacks & Getränke	Zitronen-Minz-Wasser	Birnensaft mit einem Hauch von Zimt	Klarer Kräutertee mit Honig

Tag 4-6: Phase mit niedrigem Faseranteil

Während dieser Tage führen wir feste Nahrung ein, behalten aber einen niedrigen Faseranteil bei.

Mahlzeit	Tag 4	Tag 5	Tag 6
Frühstück	Weiche Spiegeleier mit glutenfreiem Toast	Einfaches Omelett mit Hühnchen	Milder Vanillequark mit Bananenscheiben
Mittagessen	Gedämpftes Hühnchen mit weißem Reis	Pasta in Brühe	Weißes Fischfilet mit Kartoffelpüree
Abendessen	Hähnchenbrust mit weichem Polenta	Eiernudeln mit Hähnchen	Zartes Rinderfilet mit Kartoffelpüree
Snacks & Getränke	Gurkenwasser mit Minze	Warmes Zitronenwasser	Gekochtes Ei mit einer Prise Salz

Tag 7: Beginn der Phase mit hohem Faseranteil

Wir beginnen, Lebensmittel mit höherem Fasergehalt einzuführen, und gehen dabei schrittweise vor.

Mahlzeit	Tag 7
Frühstück	Haferflocken mit Beeren und Nüssen
Mittagessen	Quinoa-Salat mit Avocado und Kirschtomaten
Abendessen	Vollkornspaghetti mit Gemüsebolognese
Snacks & Getränke	Beerenmix mit Naturjoghurt

Tag 8-10: Fortsetzung der Phase mit hohem Faseranteil

In diesen Tagen integrieren wir mehr Vollkornprodukte, Gemüse und Früchte, um den Faseranteil zu erhöhen.

Mahlzeit	Tag 8	Tag 9	Tag 10
Frühstück	Vollkornbrot mit Avocado und Tomate	Haferflocken mit Beeren und Nüssen	Fruchtiger Quinoa-Salat
Mittagessen	Quinoa-Salat mit Avocado und Kirschtomaten	Vollkornnudeln mit Gemüsesauce	Kichererbsen-Curry mit braunem Reis
Abendessen	Gemüse-Stir-Fry mit Vollkornnudeln	Vollkornspaghetti mit Linsenbolognese	Quinoa-Gemüse-Pfanne
Snacks & Getränke	Beerenmix mit Naturjoghurt	Gurken-Limetten-Wasser	Avocado Bananen Smoothie

Tag 11-13: Anpassung und Vielfalt

Wir setzen die Einführung einer breiten Palette von Lebensmitteln fort, um die Diversität der Nährstoffe zu gewährleisten und den Körper an eine höhere Faserzufuhr zu gewöhnen.

Mahlzeit	Tag 11	Tag 12	Tag 13
Frühstück	Beeren-Smoothie mit Hafermilch	Gemüse-Rührei mit Vollkornbrot	Milder Vanillequark mit Bananenscheiben
Mittagessen	Linsensalat mit Gemüse	Geröstetes Gemüse mit Hirse	Brokkoli- und Mandelsalat
Abendessen	Vollkorn-Wrap mit Bohnen und Gemüse	Gemüse-Stir-Fry mit Vollkornnudeln	Gerösteter Kichererbsen- und Süßkartoffelsalat
Snacks & Getränke	Mandeln und Walnüsse	Gurkenwasser mit Minze	Erfrischender Grüner Smoothie

Tag 14: Bewertung und Anpassung

Der letzte Tag der zweiten Woche dient dazu, die Reaktion des Körpers zu bewerten und nötigenfalls Anpassungen vorzunehmen. Es ist wichtig, auf Signale wie Blähungen oder Unbehagen zu achten und die Faserzufuhr entsprechend anzupassen.

Mahlzeit	Tag 14
Frühstück	Vollkornbrot mit Avocado und Tomate
Mittagessen	Quinoa-Salat mit Avocado und Kirschtomaten
Abendessen	Linsen-Quinoa-Salat
Snacks & Getränke	Fruchtspieße

Tag 15-17: Erweiterung der Faserquellen

Ziel ist es, unterschiedliche Faserquellen zu integrieren und die Vielfalt an Geschmäcken und Nährstoffen zu erhöhen.

Mahlzeit	Tag 15	Tag 16	Tag 17
Frühstück	Gemischter Beeren-Haferflockenauflauf	Fruchtiger Quinoa-Salat	Beruhigender Kamillentee mit Vollkorn-Cracker
Mittagessen	Vollkornnudeln mit Gemüsesauce	Geröstetes Gemüse mit Hirse	Kichererbsen-Curry mit braunem Reis
Abendessen	Quinoa-Gemüse-Pfanne	Vollkornspaghetti mit Linsenbolognese	Gebackene Süßkartoffeln mit Kichererbsen
Snacks & Getränke	Mandeln und Walnüsse	Beeren-Chia-Smoothie	Erfrischender Wassermelonen-Smoothie

Tag 18-20: Anreicherung mit Proteinen

Wir integrieren mehr proteinreiche Optionen, um die Ernährung auszugleichen und die Sättigung zu fördern.

Mahlzeit	Tag 18	Tag 19	Tag 20
Frühstück	Vollkornbrot mit Avocado und Tomate	Haferflocken mit Beeren und Nüssen	Einfaches Omelett mit Hühnchen
Mittagessen	Linsensuppe mit Gemüse	Gedämpftes Hühnchen mit weißem Reis	Pasta mit Hühnerbrühe
Abendessen	Hähnchenbrust in Zitronensauce	Gedämpfter Seelachs mit Reis	Zartes Rinderfilet mit Kartoffelpüree
Snacks & Getränke	Gemüsesticks mit Hummus	Gurken-Limetten-Wasser	Avocado Bananen Smoothie

Tag 21-23: Integration von Superfoods

Einbeziehung von "Superfoods" zur Steigerung der Nährstoffdichte und Förderung der allgemeinen Gesundheit.

Mahlzeit	Tag 21	Tag 22	Tag 23
Frühstück	Vollkornbrot mit Avocado und Tomate	Beeren-Smoothie mit Hafermilch	Haferflocken mit Beeren und Nüssen
Mittagessen	Quinoa-Salat mit Avocado und Kirschtomaten	Vollkorn-Wrap mit Bohnen und Gemüse	Linsensalat mit Gemüse
Abendessen	Vollkornspaghetti mit Gemüsebolognese	Gemüse-Stir-Fry mit Vollkornnudeln	Gerösteter Kichererbsen- und Süßkartoffelsalat
Snacks & Getränke	Fruchtspieße	Gurkenwasser mit Minze	Heidelbeer-Hafer-Smoothie

Tag 24: Vielfalt und Gleichgewicht

Der Fokus liegt auf der weiteren Diversifizierung der Mahlzeiten und der Sicherstellung eines ausgewogenen Verhältnisses von Makro- und Mikronährstoffen.

Mahlzeit	Tag 24
Frühstück	Beruhigender Kamillentee mit Vollkorn-Cracker
Mittagessen	Geröstetes Gemüse mit Hirse
Abendessen	Sanft gegarte Lachsfilets mit einer Seite von Vollkornnudeln
Snacks & Getränke	Mandeln und Walnüsse

Tag 25-27: Fokus auf Hydration und Verdauung

In diesen Tagen legen wir einen besonderen Schwerpunkt auf Gerichte und Getränke, die nicht nur nährstoffreich, sondern auch hydratisierend wirken und die Verdauung fördern.

Mahlzeit	Tag 25	Tag 26	Tag 27
Frühstück	Weiche Spiegeleier mit glutenfreiem Toast	Milder Vanillequark mit Bananenscheiben	Vollkornbrot mit Avocado und Tomate
Mittagessen	Gedämpftes Gemüse mit Hühnchen	Pasta in Brühe	Weißes Fischfilet mit Kartoffelpüree
Abendessen	Hähnchenbrust mit weichem Polenta	Eiernudeln mit Hähnchen	Zartes Rinderfilet mit Kartoffelpüree
Snacks & Getränke	Gurkenwasser mit Minze	Zitronen-Minz-Wasser	Birnensaft mit einem Hauch von Zimt

Tag 28: Abschluss und Diversifizierung

Am letzten Tag des Plans zielen wir darauf ab, eine Zusammenfassung der Ernährungsphilosophie der letzten Wochen zu bieten und gleichzeitig die Vielfalt und das Gleichgewicht zu betonen, das für eine langfristige gesunde Ernährung wichtig ist.

Mahlzeit	Tag 28
Frühstück	Haferflocken mit Beeren und Nüssen
Mittagessen	Linsensalat mit Gemüse
Abendessen	Vollkornspaghetti mit Gemüsebolognese
Snacks & Getränke	Beerenmix mit Naturjoghurt

Gemüse & Früchte

- Verschiedene Gemüse für Brühen und Suppen (Karotten, Sellerie, Zwiebeln, Fenchel, Tomaten)
- Avocados
- Tomaten
- Kartoffeln
- Süßkartoffeln
- Brokkoli
- Mandeln
- Gurken
- Zitronen
- Limetten
- Äpfel
- Karotten
- Beeren (Himbeeren, Blaubeeren, Erdbeeren)
- Kirschtomaten
- Birnen
- Wassermelonen
- Pfirsiche
- Mangos
- Sellerie

Fleisch & Fisch

- Hühnerbrüstchen
- Weißes Fischfilet
- Rinderfilet
- Schellfisch
- Lachsfilets

Getreide & Backwaren

- Glutenfreier Toast
- Vollkornbrot
- Vollkornspaghetti
- Vollkornnudeln
- Weißer Reis
- Quinoa
- Hirse
- Haferflocken

Milchprodukte & Eier

- Eier
- Milder Vanillequark
- Naturjoghurt
- Frischkäse

Konserven & Trockenwaren

- Linsen
- Kichererbsen
- Bohnen

Getränke

- Kamillentee
- Minztee
- Grüner Tee
- Kräutertee
- Hafermilch

Gewürze & Öle

- Kurkuma
- Ingwer
- Basilikum
- Honig

- Zimt
- Salz
- Pfeffer
- Olivenöl

Snacks & Sonstiges

- Nüsse (Walnüsse, Mandeln)
- Fruchtgummis (natürlich)
- Vollkorn-Cracker
- Hummus
- Chia-Samen

Flüssige Phase

Klare Gemüsebrühe

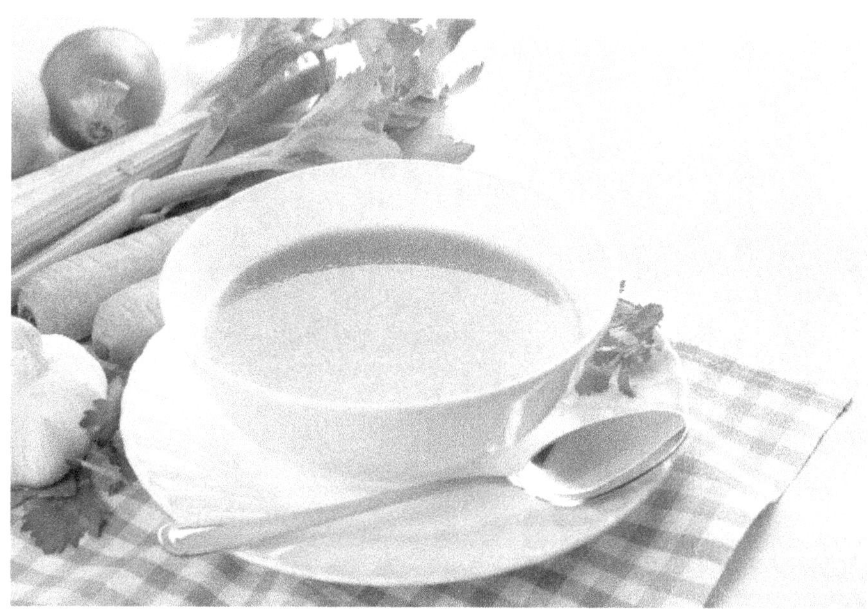

Zubereitungszeit: 5 Minuten | Kochzeit: 25 Minuten | Portionen: 2

Schwierigkeiten: Leicht

Zutaten:

- 1 Liter Wasser
- 1 Karotte, grob gehackt
- 1 Stange Sellerie, grob gehackt
- 1 Zwiebel, halbiert
- 1 Lorbeerblatt
- Salz nach Geschmack

Zubereitung:

1. Wasser in einem großen Topf zum Kochen bringen.
2. Karotte, Sellerie, Zwiebel und Lorbeerblatt hinzufügen.
3. Die Brühe zum Köcheln bringen und 20 Minuten sanft köcheln lassen.
4. Die Brühe durch ein Sieb gießen, um die festen Bestandteile zu entfernen.
5. Die klare Brühe in eine saubere Pfanne geben und mit Salz abschmecken.
6. Die Brühe in Schalen servieren oder für spätere Verwendung abkühlen lassen.

Nährwerte (pro Portion): Kalorien: 25 | Fett: 0g | Kohlenhydrate: 6g | Protein: 1g

---

Apfel-Karotten-Saft

Zubereitungszeit: 10 Minuten | Kochzeit: 0 Minuten | Portionen: 2

Schwierigkeiten: Sehr leicht

Zutaten:

- 2 Äpfel, entkernt und grob geschnitten
- 2 Karotten, geschält und grob geschnitten
- 250 ml Wasser
- Eiswürfel

Zubereitung:

1. Äpfel und Karotten gründlich waschen und vorbereiten.
2. Äpfel und Karotten zusammen mit Wasser in einen Entsafter geben.
3. Den Saft extrahieren und in zwei Gläser füllen.
4. Eiswürfel hinzufügen und sofort servieren.
5. Optional können Sie den Saft durch ein feines Sieb streichen, um noch mehr Feststoffe zu entfernen.

Nährwerte (pro Portion): Kalorien: 120 | Fett: 0g | Kohlenhydrate: 30g | Protein: 1g

Beruhigender Kamillentee

Zubereitungszeit: 5 Minuten | Kochzeit: 10 Minuten | Portionen: 2

Schwierigkeiten: Sehr leicht

Zutaten:

- 2 Beutel Kamillentee
- 500 ml Wasser

Zubereitung:

1. Wasser in einem Wasserkocher oder Topf zum Kochen bringen.
2. Die Kamillenteebeutel in zwei Tassen geben.
3. Das kochende Wasser über die Teebeutel gießen.
4. Den Tee 5 bis 10 Minuten ziehen lassen, je nach gewünschter Stärke.
5. Die Teebeutel entfernen und den Tee warm servieren.

Nährwerte (pro Portion): Kalorien: 2 | Fett: 0g | Kohlenhydrate: 0g | Protein: 0g

Klares Hühnerbrühe

Zubereitungszeit: 5 Minuten | Kochzeit: 30 Minuten | Portionen: 2

Schwierigkeiten: Leicht

Zutaten:

- 1 Liter Wasser
- 200g Hühnerknochen oder -fleisch
- 1 Lorbeerblatt
- Salz nach Geschmack

Zubereitung:

1. Wasser in einem großen Topf zum Kochen bringen.
2. Hühnerknochen oder -fleisch und Lorbeerblatt hinzufügen.
3. Die Brühe zum Köcheln bringen und 25-30 Minuten sanft köcheln lassen.
4. Die Brühe durch ein feines Sieb in einen anderen Topf gießen, um feste Bestandteile zu entfernen.
5. Mit Salz abschmecken und servieren.

Nährwerte (pro Portion): Kalorien: 40 | Fett: 1g | Kohlenhydrate: 0g | Protein: 6g

Zubereitungszeit: 5 Minuten | Kochzeit: 15 Minuten | Portionen: 2

Schwierigkeiten: Sehr leicht

Zutaten:

- 1 Stück frischer Ingwer, geschält und in dünne Scheiben geschnitten
- 500 ml Wasser
- Honig nach Geschmack (optional)

Zubereitung:

1. Wasser in einem Topf zum Kochen bringen.
2. Ingwerscheiben hinzufügen und bei niedriger Hitze 10-15 Minuten köcheln lassen.
3. Den Tee durch ein Sieb in Tassen gießen.
4. Optional mit ein wenig Honig süßen und servieren.

Nährwerte (pro Portion): Kalorien: 9 (ohne Honig) | Fett: 0g | Kohlenhydrate: 2g | Protein: 0g

Zubereitungszeit: 10 Minuten | Kochzeit: 30 Minuten | Portionen: 2

Schwierigkeiten: Leicht

Zutaten:

- 1 Liter Wasser
- 1 kleine Zucchini, grob geschnitten
- 1 Stange Lauch, nur der weiße Teil, grob geschnitten
- 1 Zweig frischer Thymian
- 1 Zweig frischer Rosmarin
- Salz und Pfeffer nach Geschmack

Zubereitung:

1. Wasser in einem großen Topf zum Kochen bringen.
2. Zucchini und Lauch hinzufügen.
3. Thymian und Rosmarin für aromatische Noten hinzufügen.
4. Die Suppe bei niedriger Hitze 25-30 Minuten köcheln lassen.
5. Die Suppe durch ein Sieb streichen, um die festen Bestandteile zu entfernen.
6. Mit Salz und Pfeffer abschmecken und heiß servieren.

Nährwerte (pro Portion): Kalorien: 20 | Fett: 0g | Kohlenhydrate: 4g | Protein: 1g

Melonen-Minz-Smoothie

Zubereitungszeit: 10 Minuten | Kochzeit: 0 Minuten | Portionen: 2

Schwierigkeiten: Sehr leicht

Zutaten:

- 1/2 Honigmelone, entkernt und grob geschnitten
- Einige Blätter frische Minze
- 500 ml Wasser
- Eiswürfel

Zubereitung:

1. Honigmelone und Minzblätter gründlich waschen und vorbereiten.
2. Melone, Minze und Wasser in einen Mixer geben.
3. Alles glatt mixen, bis keine festen Stücke mehr vorhanden sind.
4. Die Mischung durch ein Sieb streichen, um alle festen Bestandteile zu entfernen.
5. Den Smoothie über Eiswürfel in Gläser füllen und sofort servieren.

Nährwerte (pro Portion): Kalorien: 60 | Fett: 0g | Kohlenhydrate: 14g | Protein: 1g

Faserarme Phase

Zubereitungszeit: 5 Minuten | Kochzeit: 10 Minuten | Portionen: 2

Schwierigkeiten: Leicht

Zutaten:

- 4 Eier
- 100g gekochtes Hühnchen, ohne Haut und fein gehackt
- 2 EL Milch
- Salz und Pfeffer nach Geschmack
- 1 TL Butter

Zubereitung:

1. Eier, Milch, Salz und Pfeffer in einer Schüssel verquirlen.
2. Butter in einer Pfanne bei mittlerer Hitze schmelzen.
3. Die Eiermischung in die Pfanne gießen und gleichmäßig verteilen.
4. Das Hühnchen gleichmäßig über das Omelett streuen.
5. Das Omelett kochen, bis die Unterseite fest ist, dann vorsichtig umklappen und die andere Seite garen.
6. Das Omelett halbieren und auf zwei Teller verteilen.

Nährwerte (pro Portion): Kalorien: 250 | Fett: 15g | Kohlenhydrate: 2g | Protein: 26g

Zubereitungszeit: 5 Minuten | Kochzeit: 20 Minuten | Portionen: 2

Schwierigkeiten: Mittel

Zutaten:

- 2 Fischfilets (z.B. Zander oder Kabeljau)
- 1 Tasse weißer Reis
- 2 Tassen Wasser
- Salz und Pfeffer nach Geschmack
- 1 TL Olivenöl (nicht erhitzt)

Zubereitung:

1. Reis in einem Topf mit Wasser zum Kochen bringen, dann Hitze reduzieren und abgedeckt 18-20 Minuten köcheln lassen.
2. Fischfilets mit Salz und Pfeffer würzen.
3. Fisch in einem Dampfgarer über dem Reis platzieren, sodass der Fisch mit dem aufsteigenden Dampf gegart wird.
4. Fisch und Reis zusammen garen, bis der Fisch durchgegart und der Reis weich ist.
5. Fisch und Reis auf Teller verteilen und mit einem Tropfen Olivenöl beträufeln.

Nährwerte (pro Portion): Kalorien: 350 | Fett: 5g | Kohlenhydrate: 45g | Protein: 30g

Gedämpfte Hähnchenbrust mit Karottenpüree

Zubereitungszeit: 10 Minuten | Kochzeit: 25 Minuten | Portionen: 2

Schwierigkeiten: Mittel

Zutaten:

- 2 Hähnchenbrustfilets
- 4 große Karotten, geschält und in Scheiben geschnitten
- 2 EL Butter
- Salz und Pfeffer nach Geschmack
- 100 ml Milch

Zubereitung:

1. Die Hähnchenbrustfilets salzen und pfeffern.
2. Hähnchen in einem Dampfgarer über mittlerer Hitze ca. 20 Minuten garen.
3. Währenddessen Karotten in einem Topf mit kochendem Wasser weich kochen.
4. Gekochte Karotten abgießen und zusammen mit Butter und Milch pürieren, bis ein glattes Püree entsteht.
5. Püree mit Salz und Pfeffer abschmecken.
6. Die gedämpften Hähnchenbrustfilets mit dem Karottenpüree servieren.

Nährwerte (pro Portion): Kalorien: 320 | Fett: 12g | Kohlenhydrate: 18g | Protein: 35g

Zubereitungszeit: 5 Minuten | Kochzeit: 15 Minuten | Portionen: 2

Schwierigkeiten: Leicht

Zutaten:

- 200g Nudeln (z.B. Spaghetti oder Penne)
- 500 ml Hühnerbrühe
- 50g Parmesan, gerieben
- Salz nach Geschmack
- 1 TL Olivenöl (zum Servieren)

Zubereitung:

1. Hühnerbrühe in einem Topf zum Kochen bringen.
2. Nudeln in die kochende Brühe geben und nach Packungsanweisung al dente kochen.
3. Nudeln abgießen, dabei etwas Brühe auffangen.
4. Nudeln mit der aufgefangenen Brühe und dem Parmesan mischen.
5. Mit einem Teelöffel Olivenöl beträufeln und servieren.

Nährwerte (pro Portion): Kalorien: 400 | Fett: 10g | Kohlenhydrate: 60g | Protein: 20g

Weiche Spiegeleier mit glutenfreiem Toast

Zubereitungszeit: 5 Minuten | Kochzeit: 5 Minuten | Portionen: 2

Schwierigkeiten: Leicht

Zutaten:

- 4 Eier
- 4 Scheiben glutenfreies Weißbrot
- 2 TL Butter
- Salz und Pfeffer nach Geschmack

Zubereitung:

1. Butter in einer Pfanne bei mittlerer Hitze schmelzen.
2. Eier vorsichtig in die Pfanne schlagen, um das Eigelb intakt zu halten.
3. Bei niedriger Hitze garen, bis das Eiweiß fest ist, aber das Eigelb noch weich.
4. Währenddessen das glutenfreie Weißbrot toasten.
5. Die Spiegeleier mit Salz und Pfeffer würzen und auf den Toasts servieren.

Nährwerte (pro Portion): Kalorien: 300 | Fett: 18g | Kohlenhydrate: 20g | Protein: 16g

Zubereitungszeit: 10 Minuten | Kochzeit: 30 Minuten | Portionen: 2

Schwierigkeiten: Mittel

Zutaten:

- 200g Hühnerbrust, in kleine Stücke geschnitten
- 1 Liter Hühnerbrühe
- 1 Karotte, geschält und in dünne Scheiben geschnitten
- Salz und Pfeffer nach Geschmack
- 1 TL Olivenöl (zum Servieren)

Zubereitung:

1. Hühnerbrust in einem Topf mit der Hühnerbrühe zum Kochen bringen.
2. Karottenscheiben hinzufügen und bei niedriger Hitze 20-25 Minuten köcheln lassen.
3. Die Suppe mit Salz und Pfeffer abschmecken.
4. Die Suppe in Schalen servieren und mit einem Tropfen Olivenöl beträufeln.

Nährwerte (pro Portion): Kalorien: 200 | Fett: 5g | Kohlenhydrate: 5g | Protein: 30g

Zubereitungszeit: 5 Minuten | Kochzeit: 0 Minuten | Portionen: 2

Schwierigkeiten: Sehr leicht

Zutaten:

- 250g Quark
- 1 Banane, in Scheiben geschnitten
- 1 TL Vanilleextrakt
- 1 TL Honig

Zubereitung:

1. Quark in eine Schüssel geben.
2. Vanilleextrakt und Honig unterrühren.
3. Bananenscheiben vorsichtig unter den Quark mischen.
4. Den Vanillequark in Schalen servieren und genießen.

Nährwerte (pro Portion): Kalorien: 200 | Fett: 5g | Kohlenhydrate: 25g | Protein: 15g

Hochfaserige Phase

Haferflocken mit Beeren und Nüssen

Zubereitungszeit: 5 Minuten | Kochzeit: 10 Minuten | Portionen: 2

Schwierigkeiten: Leicht

Zutaten:

- 100g Haferflocken
- 500ml Wasser oder Milch
- 1 Handvoll Blaubeeren
- 1 Handvoll Erdbeeren, gehackt
- 2 EL gehackte Walnüsse
- 1 EL Honig oder Ahornsirup
- 1 Prise Zimt

Zubereitung:

1. Wasser oder Milch in einem Topf zum Kochen bringen.
2. Haferflocken hinzufügen und bei mittlerer Hitze unter gelegentlichem Rühren 5-7 Minuten köcheln lassen.
3. Beeren und Walnüsse unter die gekochten Haferflocken mischen.
4. Mit Honig oder Ahornsirup und einer Prise Zimt süßen.
5. Die Haferflocken in Schüsseln anrichten und servieren.

Nährwerte (pro Portion): Kalorien: 300 | Fett: 10g | Kohlenhydrate: 45g | Protein: 10g

Zubereitungszeit: 5 Minuten | Kochzeit: 0 Minuten | Portionen: 2

Schwierigkeiten: Sehr leicht

Zutaten:

- 4 Scheiben Vollkornbrot
- 1 reife Avocado
- 2 Tomaten, in Scheiben geschnitten
- Salz und Pfeffer nach Geschmack
- Optional: ein Spritzer Zitronensaft

Zubereitung:

1. Avocado halbieren, entkernen und das Fruchtfleisch in einer Schüssel zerdrücken.
2. Zerdrückte Avocado mit Salz, Pfeffer und optional Zitronensaft würzen.
3. Avocadomischung gleichmäßig auf die Vollkornbrotscheiben streichen.
4. Tomatenscheiben auf die Avocadomischung legen.
5. Die belegten Brote sofort servieren.

Nährwerte (pro Portion): Kalorien: 350 | Fett: 18g | Kohlenhydrate: 40g | Protein: 9g

Zubereitungszeit: 10 Minuten | Kochzeit: 20 Minuten | Portionen: 2

Schwierigkeiten: Mittel

Zutaten:

- 100g Quinoa
- 200ml Wasser
- 1 Handvoll Spinatblätter, grob gehackt
- 1 kleine Gurke, gewürfelt
- 1 Orange, geschält und in Stücke geschnitten
- 2 EL Sonnenblumenkerne
- 2 EL Olivenöl
- 1 EL Balsamico-Essig
- Salz und Pfeffer nach Geschmack

Zubereitung:

1. Quinoa gründlich waschen und mit Wasser in einem Topf zum Kochen bringen, dann Hitze reduzieren und 15-20 Minuten köcheln lassen, bis das Wasser absorbiert ist.

2. Den gekochten Quinoa abkühlen lassen.

3. Spinat, Gurke und Orangenstücke in einer großen Schüssel mit dem Quinoa vermischen.

4. Sonnenblumenkerne, Olivenöl, Balsamico-Essig, Salz und Pfeffer hinzufügen und alles gut vermengen.

5. Den Salat auf Tellern anrichten und servieren.

Nährwerte (pro Portion): Kalorien: 350 | Fett: 15g | Kohlenhydrate: 45g | Protein: 10g

Beeren-Smoothie mit Hafermilch

Zubereitungszeit: 5 Minuten | Kochzeit: 0 Minuten | Portionen: 2

Schwierigkeiten: Sehr leicht

Zutaten:

- 1 Tasse gemischte Beeren (frisch oder gefroren)
- 1 Banane
- 500ml Hafermilch
- 1 EL Leinsamen
- 1 TL Honig oder Ahornsirup (optional)

Zubereitung:

1. Beeren, Banane, Hafermilch und Leinsamen in einen Mixer geben.

2. Alles auf hoher Stufe glatt pürieren.

3. Bei Bedarf mit Honig oder Ahornsirup süßen.

4. Den Smoothie in Gläser füllen und sofort servieren.

Nährwerte (pro Portion): Kalorien: 250 | Fett: 4g | Kohlenhydrate: 48g | Protein: 6g

Linsensuppe mit Gemüse

Zubereitungszeit: 15 Minuten | Kochzeit: 30 Minuten | Portionen: 2

Schwierigkeiten: Mittel

Zutaten:

- 100g grüne Linsen
- 1 Karotte, gewürfelt
- 1 Stange Sellerie, gewürfelt

- 1 kleine Zwiebel, gewürfelt
- 2 Knoblauchzehen, fein gehackt
- 750ml Gemüsebrühe
- 1 EL Olivenöl
- 1 TL Kreuzkümmel
- Salz und Pfeffer nach Geschmack

Zubereitung:

1. Olivenöl in einem großen Topf erhitzen und Zwiebel, Knoblauch, Karotte und Sellerie bei mittlerer Hitze anbraten, bis sie weich sind.
2. Kreuzkümmel hinzufügen und kurz mitbraten.
3. Linsen und Gemüsebrühe in den Topf geben, zum Kochen bringen und dann die Hitze reduzieren.
4. Die Suppe bei niedriger Hitze 25-30 Minuten köcheln lassen, bis die Linsen weich sind.
5. Mit Salz und Pfeffer abschmecken und servieren.

Nährwerte (pro Portion): Kalorien: 300 | Fett: 5g | Kohlenhydrate: 45g | Protein: 18g

Gemischter Beeren-Haferflockenauflauf

Zubereitungszeit: 15 Minuten | Kochzeit: 35 Minuten | Portionen: 2

Schwierigkeiten: Mittel

Zutaten:

- 100g Haferflocken
- 250ml Milch
- 1 Ei
- 2 EL Honig oder Ahornsirup
- 1 TL Vanilleextrakt
- 1 Tasse gemischte Beeren (frisch oder gefroren)
- 1 TL Backpulver
- Eine Prise Salz

Zubereitung:

1. Den Ofen auf 180°C vorheizen.
2. In einer Schüssel Haferflocken, Milch, Ei, Honig, Vanilleextrakt, Backpulver und Salz vermischen.
3. Beeren vorsichtig unter die Haferflockenmischung heben.

4. Die Mischung in eine gefettete Auflaufform geben.

5. Den Auflauf im Ofen 30-35 Minuten backen, bis die Oberfläche golden und fest ist.

6. Warm servieren.

Nährwerte (pro Portion): Kalorien: 350 | Fett: 7g | Kohlenhydrate: 60g | Protein: 12g

Gemüse-Rührei mit Vollkornbrot

Zubereitungszeit: 10 Minuten | Kochzeit: 10 Minuten | Portionen: 2

Schwierigkeiten: Leicht

Zutaten:

- 4 Eier
- 1 kleine Zucchini, gewürfelt
- 1 rote Paprika, gewürfelt
- 2 Scheiben Vollkornbrot
- 1 EL Olivenöl
- Salz und Pfeffer nach Geschmack

Zubereitung:

1. Olivenöl in einer Pfanne erhitzen und Zucchini und Paprika bei mittlerer Hitze anbraten, bis sie weich sind.

2. Eier verquirlen und mit Salz und Pfeffer würzen.

3. Die Eier über das Gemüse gießen und rühren, bis sie gestockt und vollständig gekocht sind.

4. Das Rührei auf warmen Vollkornbrotscheiben servieren.

Nährwerte (pro Portion): Kalorien: 350 | Fett: 18g | Kohlenhydrate: 30g | Protein: 20g

Flüssige Phase

Klare Hühnerbrühe mit Kräutern

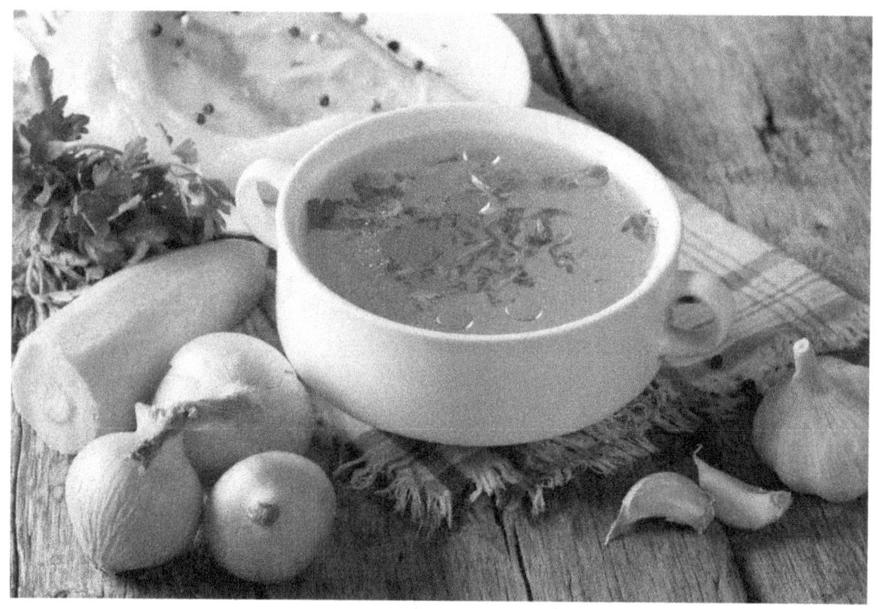

Zubereitungszeit: 5 Minuten | Kochzeit: 30 Minuten | Portionen: 2

Schwierigkeiten: Leicht

Zutaten:

- 1 Liter Wasser
- 200g Hühnerknochen oder mageres Hühnerfleisch
- 1 Stängel Petersilie
- 1 Zweig Rosmarin
- 1 Lorbeerblatt
- Salz nach Geschmack

Zubereitung:

1. Wasser in einem großen Topf zum Kochen bringen.
2. Hühnerknochen oder Fleisch, Petersilie, Rosmarin und Lorbeerblatt hinzufügen.

3. Die Mischung zum Köcheln bringen und 30 Minuten lang sanft köcheln lassen.

4. Die Brühe durch ein Sieb gießen, um die festen Bestandteile zu entfernen.

5. Die Brühe abschmecken und in Schalen zum Servieren füllen.

Nährwerte (pro Portion): Kalorien: 40 | Fett: 1g | Kohlenhydrate: 0g | Protein: 6g

Klarer Tomatensaft

Zubereitungszeit: 5 Minuten | Kochzeit: 10 Minuten | Portionen: 2

Schwierigkeiten: Sehr leicht

Zutaten:

- 500ml Tomatensaft (ungezuckert und ungefiltert)
- 1 TL Basilikum, getrocknet
- Salz und Pfeffer nach Geschmack

Zubereitung:

1. Tomatensaft in einen Topf gießen und bei mittlerer Hitze erhitzen.

2. Basilikum hinzufügen und den Saft 10 Minuten langsam erhitzen, ohne ihn zum Kochen zu bringen.

3. Mit Salz und Pfeffer abschmecken.

4. Den Saft durch ein Sieb gießen, um etwaige feste Bestandteile zu entfernen, und in Gläser füllen zum Servieren.

Nährwerte (pro Portion): Kalorien: 50 | Fett: 0g | Kohlenhydrate: 10g | Protein: 2g

Klare Rinderbrühe

Zubereitungszeit: 5 Minuten | Kochzeit: 30 Minuten | Portionen: 2

Schwierigkeiten: Leicht

Zutaten:

- 1 Liter Wasser
- 200g Rinderknochen oder mageres Rindfleisch
- 1 Lorbeerblatt
- Salz nach Geschmack

Zubereitung:

1. Wasser in einem großen Topf zum Kochen bringen.

2. Rinderknochen oder Fleisch und Lorbeerblatt hinzufügen.

3. Bei niedriger Hitze 30 Minuten köcheln lassen.

4. Die Brühe durch ein Sieb gießen, um feste Bestandteile zu entfernen.

5. Mit Salz abschmecken und servieren.

Nährwerte (pro Portion): Kalorien: 50 | Fett: 2g | Kohlenhydrate: 0g | Protein: 8g

Klares Minzgetränk

Zubereitungszeit: 5 Minuten | Kochzeit: 0 Minuten | Portionen: 2

Schwierigkeiten: Sehr leicht

Zutaten:

- 500 ml Wasser
- Ein paar frische Minzblätter
- Eiswürfel

Zubereitung:

1. Das Wasser in eine Karaffe füllen.

2. Frische Minzblätter hinzufügen.

3. Die Karaffe für eine Stunde in den Kühlschrank stellen, damit die Minze ihr Aroma abgeben kann.

4. Das Minzgetränk in Gläser füllen, Eiswürfel hinzufügen und servieren.

Nährwerte (pro Portion): Kalorien: 0 | Fett: 0g | Kohlenhydrate: 0g | Protein: 0g

Gurken-Kühlgetränk

Zubereitungszeit: 5 Minuten | Kochzeit: 0 Minuten | Portionen: 2

Schwierigkeiten: Sehr leicht

Zutaten:

- 1 große Gurke, geschält und in Stücke geschnitten
- 500 ml Wasser
- Ein paar Blätter frische Minze
- Eiswürfel

Zubereitung:

1. Gurke und Minzblätter in einen Mixer geben.

2. Wasser hinzufügen und alles glatt pürieren.

3. Die Mischung durch ein feines Sieb in eine Karaffe gießen, um feste Bestandteile zu entfernen.

4. Das Getränk mit Eiswürfeln in Gläser füllen und sofort servieren.

Nährwerte (pro Portion): Kalorien: 15 | Fett: 0g | Kohlenhydrate: 3g | Protein: 1g

Goldene Kurkuma-Brühe

Zubereitungszeit: 5 Minuten | Kochzeit: 20 Minuten | Portionen: 2

Schwierigkeiten: Leicht

Zutaten:

- 1 Liter Wasser
- 1 TL Kurkumapulver
- 1 TL Ingwer, gerieben
- Eine Prise schwarzer Pfeffer
- Salz nach Geschmack

Zubereitung:

1. Wasser in einem Topf zum Kochen bringen.
2. Kurkumapulver und geriebenen Ingwer hinzufügen.
3. Bei niedriger Hitze 20 Minuten köcheln lassen.
4. Mit Salz und einer Prise schwarzen Pfeffer abschmecken.
5. Durch ein Sieb in Tassen oder Schalen gießen und servieren.

Nährwerte (pro Portion): Kalorien: 10 | Fett: 0g | Kohlenhydrate: 2g | Protein: 0g

Faserarme Phase

Gedämpftes Hühnchen mit weißem Reis

Zubereitungszeit: 5 Minuten | Kochzeit: 25 Minuten | Portionen: 2

Schwierigkeiten: Leicht

Zutaten:

- 2 Hühnchenbrustfilets (ohne Haut)
- 1 Tasse weißer Reis
- 2 Tassen Wasser
- Salz und Pfeffer

Zubereitung:

1. Reis nach Packungsanleitung kochen.
2. Hühnchenbrustfilets mit Salz und Pfeffer würzen und in einem Dampfgarer über dem Reis dämpfen, bis sie durchgegart sind.
3. Hühnchen und Reis auf Tellern anrichten und servieren.

Nährwerte (pro Portion): Kalorien: 350 | Fett: 3g | Kohlenhydrate: 45g | Protein: 30g

Pasta in Brühe

Zubereitungszeit: 5 Minuten | Kochzeit: 15 Minuten | Portionen: 2

Schwierigkeiten: Leicht

Zutaten:

- 200g weiße Pasta
- 500ml Hühner- oder Gemüsebrühe
- Salz

Zubereitung:

1. Pasta in der Brühe kochen, bis sie al dente ist.
2. Pasta abseihen und mit etwas Brühe servieren.

Nährwerte (pro Portion): Kalorien: 300 | Fett: 1g | Kohlenhydrate: 60g | Protein: 10g

Weißes Fischfilet mit Kartoffelpüree

Zubereitungszeit: 10 Minuten | Kochzeit: 30 Minuten | Portionen: 2

Schwierigkeiten: Mittel

Zutaten:

- 2 weiße Fischfilets
- 4 mittelgroße Kartoffeln, geschält und gewürfelt
- 2 EL Milch
- 1 EL Butter
- Salz und Pfeffer

Zubereitung:

1. Kartoffeln kochen und zu Püree verarbeiten.
2. Fisch mit Salz und Pfeffer würzen und dämpfen.
3. Fisch mit Kartoffelpüree servieren.

Nährwerte (pro Portion): Kalorien: 350 | Fett: 10g | Kohlenhydrate: 40g | Protein: 25g

Gedünstetes Gemüse mit Hühnchen

Zubereitungszeit: 10 Minuten | Kochzeit: 20 Minuten | Portionen: 2

Schwierigkeiten: Mittel

Zutaten:

- 2 Hühnchenbrustfilets
- 1 Karotte, geschält und in Scheiben geschnitten
- 1 Zucchini, geschält und in Scheiben geschnitten
- Salz und Pfeffer

Zubereitung:

1. Hühnchen salzen, pfeffern und dämpfen.
2. Gemüse dämpfen.
3. Hühnchen und Gemüse zusammen servieren.

Nährwerte (pro Portion): Kalorien: 300 | Fett: 5g | Kohlenhydrate: 20g | Protein: 35g

Zubereitungszeit: 5 Minuten | Kochzeit: 10 Minuten | Portionen: 2

Schwierigkeiten: Leicht

Zutaten:

- 4 Eier
- 50g geriebener Käse
- Salz und Pfeffer
- 1 TL Butter

Zubereitung:

1. Eier verquirlen, salzen und pfeffern.
2. In einer Pfanne mit Butter Omelett zubereiten.
3. Käse über das Omelett streuen und servieren.

Nährwerte (pro Portion): Kalorien: 300 | Fett: 20g | Kohlenhydrate: 2g | Protein: 26

Zubereitungszeit: 10 Minuten | Kochzeit: 30 Minuten | Portionen: 2

Schwierigkeiten: Mittel

Zutaten:

- 200g Hühnchenbrust, in kleine Stücke geschnitten
- 100g weiße Nudeln
- 1 Liter Hühnerbrühe
- Salz und Pfeffer

Zubereitung:

1. Hühnerbrühe in einem großen Topf zum Kochen bringen.
2. Hühnchenbruststücke hinzufügen und bei mittlerer Hitze 15 Minuten kochen.
3. Nudeln hinzufügen und gemäß Packungsanleitung kochen, bis sie weich sind.
4. Mit Salz und Pfeffer abschmecken und heiß servieren.

Nährwerte (pro Portion): Kalorien: 350 | Fett: 3g | Kohlenhydrate: 40g | Protein: 35g

Zubereitungszeit: 5 Minuten | Kochzeit: 15 Minuten | Portionen: 2

Schwierigkeiten: Leicht

Zutaten:

- 2 Schellfischfilets
- 2 TL Butter
- 1 Zitrone, Saft und Abrieb
- Salz und Pfeffer

Zubereitung:

1. Schellfischfilets salzen und pfeffern.
2. In einem Dampfgarer über Wasser legen und 10-15 Minuten dämpfen, bis der Fisch durchgegart ist.
3. In einer kleinen Pfanne Butter schmelzen und Zitronensaft sowie Abrieb hinzufügen.
4. Die Zitronenbutter über die gedämpften Schellfischfilets geben und servieren.

Nährwerte (pro Portion): Kalorien: 220 | Fett: 12g | Kohlenhydrate: 1g | Protein: 25g

Hochfaserige Phase

Vollkornnudeln mit Gemüsesauce

Zubereitungszeit: 10 Minuten | Kochzeit: 20 Minuten | Portionen: 2

Schwierigkeiten: Leicht

Zutaten:

- 200g Vollkornnudeln
- 1 Zucchini, gewürfelt
- 1 Paprika, gewürfelt
- 2 Tomaten, gehackt
- 1 Zwiebel, fein gehackt
- 2 Knoblauchzehen, gehackt
- 2 EL Olivenöl
- Salz und Pfeffer
- Basilikum, frisch oder getrocknet

Zubereitung:

1. Vollkornnudeln nach Packungsanweisung kochen.
2. In einer Pfanne Olivenöl erhitzen und Zwiebel sowie Knoblauch anbraten.
3. Zucchini und Paprika hinzufügen und einige Minuten dünsten.
4. Tomaten zugeben und die Sauce mit Salz, Pfeffer und Basilikum abschmecken.
5. Die Sauce über die gekochten Nudeln geben und servieren.

Nährwerte (pro Portion): Kalorien: 400 | Fett: 10g | Kohlenhydrate: 68g | Protein: 14g

Zubereitungszeit: 15 Minuten | Kochzeit: 30 Minuten | Portionen: 2

Schwierigkeiten: Mittel

Zutaten:

- 150g Linsen
- 1 rote Paprika, gewürfelt
- 1 Gurke, gewürfelt
- 1 kleine rote Zwiebel, fein gehackt
- 2 EL Olivenöl
- 1 EL Balsamico-Essig
- Salz und Pfeffer
- Frische Kräuter nach Wahl

Zubereitung:

1. Linsen nach Packungsanweisung kochen und abkühlen lassen.
2. Paprika, Gurke und Zwiebel mit den Linsen in einer Schüssel vermengen.
3. Olivenöl, Balsamico-Essig, Salz und Pfeffer für das Dressing mischen und über den Salat geben.
4. Mit frischen Kräutern garnieren und servieren.

Nährwerte (pro Portion): Kalorien: 350 | Fett: 10g | Kohlenhydrate: 45g | Protein: 20g

Zubereitungszeit: 10 Minuten | Kochzeit: 15 Minuten | Portionen: 2

Schwierigkeiten: Leicht

Zutaten:

- 100g Quinoa
- 1 reife Avocado, gewürfelt
- 100g Kirschtomaten, halbiert
- 1 Gurke, gewürfelt
- 2 EL Limettensaft
- 2 EL Olivenöl
- Salz und Pfeffer
- Frische Korianderblätter

Zubereitung:

1. Quinoa nach Packungsanweisung kochen und abkühlen lassen.
2. Avocado, Kirschtomaten und Gurke in einer Schüssel mit Quinoa mischen.
3. Limettensaft, Olivenöl, Salz und Pfeffer vermengen und über den Salat gießen.
4. Mit frischem Koriander garnieren und servieren.

Nährwerte (pro Portion): Kalorien: 400 | Fett: 22g | Kohlenhydrate: 45g | Protein: 10g

Geröstetes Gemüse mit Hirse

Zubereitungszeit: 15 Minuten | Kochzeit: 30 Minuten | Portionen: 2

Schwierigkeiten: Mittel

Zutaten:

- 100g Hirse
- 1 rote Paprika, in Streifen geschnitten
- 1 Zucchini, in Scheiben geschnitten
- 1 kleine Aubergine, in Würfel geschnitten
- 2 EL Olivenöl
- Salz und Pfeffer
- Thymian

Zubereitung:

1. Hirse nach Packungsanweisung kochen.
2. Gemüse mit Olivenöl, Salz, Pfeffer und Thymian mischen und auf ein Backblech legen.
3. Bei 200°C für 20-25 Minuten rösten, bis das Gemüse weich und leicht karamellisiert ist.
4. Geröstetes Gemüse mit der gekochten Hirse servieren.

Nährwerte (pro Portion): Kalorien: 350 | Fett: 14g | Kohlenhydrate: 50g | Protein: 8g

Kichererbsen-Curry mit braunem Reis

Zubereitungszeit: 10 Minuten | Kochzeit: 30 Minuten | Portionen: 2

Schwierigkeiten: Mittel

Zutaten:

- 150g Kichererbsen (gekocht oder aus der Dose)
- 1 Zwiebel, gewürfelt
- 1 Knoblauchzehe, gehackt

- 1 TL Currypulver
- 1 TL Kreuzkümmel
- 200ml Kokosmilch
- 100g brauner Reis
- Salz und Pfeffer
- Frischer Koriander zum Garnieren

Zubereitung:

1. Braunen Reis nach Packungsanweisung kochen.
2. In einer Pfanne Zwiebel und Knoblauch in etwas Öl anschwitzen.
3. Currypulver und Kreuzkümmel hinzufügen und kurz mitrösten.
4. Kichererbsen und Kokosmilch dazugeben und 20 Minuten köcheln lassen.
5. Mit Salz und Pfeffer abschmecken und auf dem gekochten Reis servieren.
6. Mit frischem Koriander garnieren.

Nährwerte (pro Portion): Kalorien: 450 | Fett: 20g | Kohlenhydrate: 55g | Protein: 15g

Vollkorn-Wrap mit Bohnen und Gemüse

Zubereitungszeit: 15 Minuten | Kochzeit: 10 Minuten | Portionen: 2

Schwierigkeiten: Leicht

Zutaten:

- 2 Vollkorn-Wraps
- 100g schwarze Bohnen, gekocht
- 1 Avocado, in Scheiben geschnitten
- 1 Tomate, in Scheiben geschnitten
- 1 kleine rote Zwiebel, in Ringe geschnitten
- Salz und Pfeffer
- Optional: Joghurtdressing oder Salsa

Zubereitung:

1. Wraps nach Packungsanweisung erwärmen.
2. Wraps mit schwarzen Bohnen, Avocadoscheiben, Tomatenscheiben und Zwiebelringen füllen.
3. Mit Salz und Pfeffer würzen.
4. Optional etwas Joghurtdressing oder Salsa hinzufügen und servieren.

Nährwerte (pro Portion): Kalorien: 350 | Fett: 15g | Kohlenhydrate: 45g | Protein: 10g

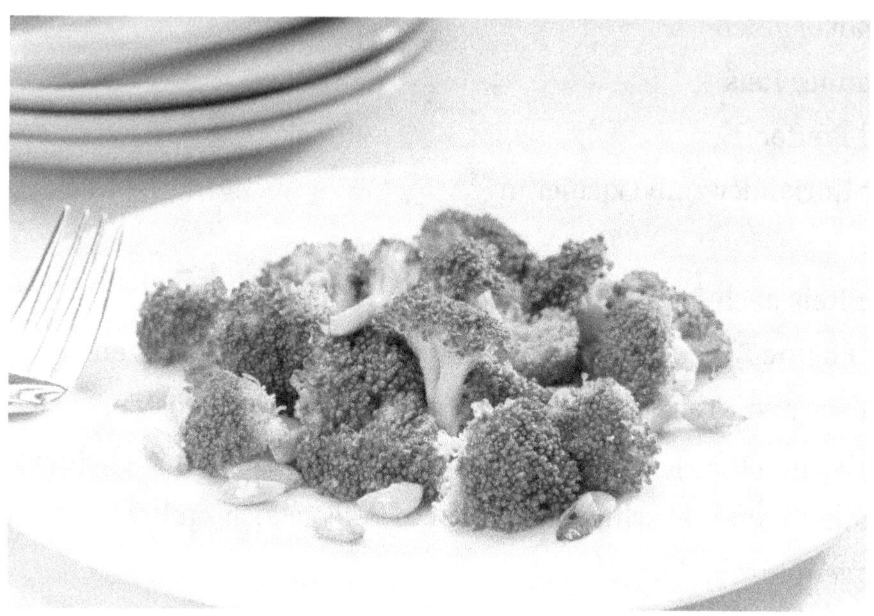

Zubereitungszeit: 10 Minuten | Kochzeit: 5 Minuten | Portionen: 2

Schwierigkeiten: Leicht

Zutaten:

- 200g Brokkoli, in kleine Röschen geschnitten
- 50g Mandeln, gehackt
- 2 EL Olivenöl
- 1 EL Zitronensaft
- Salz und Pfeffer
- Parmesan, optional

Zubereitung:

1. Brokkoli kurz in Salzwasser blanchieren und abkühlen lassen
2. Gehackte Mandeln in einer trockenen Pfanne leicht anrösten, bis sie duften.
3. In einer großen Schüssel Olivenöl, Zitronensaft, Salz und Pfeffer zu einem Dressing verrühren.
4. Blanchierten Brokkoli und geröstete Mandeln hinzufügen und alles gut vermischen.
5. Optional mit frisch geriebenem Parmesan bestreuen.
6. Den Salat in Schüsseln anrichten und servieren.

Nährwerte (pro Portion): Kalorien: 300 | Fett: 22g | Kohlenhydrate: 15g | Protein: 10g

Flüssige Phase

Klarer Apfel-Karotten-Saft

Zubereitungszeit: 5 Minuten | Kochzeit: 0 Minuten | Portionen: 2

Schwierigkeiten: Sehr leicht

Zutaten:

- 2 Äpfel
- 2 Karotten

Zubereitung:

1. Äpfel und Karotten waschen, schälen und in Stücke schneiden.
2. Die Stücke in einen Entsafter geben und Saft extrahieren.
3. Den Saft durch ein feines Sieb gießen und in Gläser servieren.

Nährwerte (pro Portion): Kalorien: 120 | Fett: 0g | Kohlenhydrate: 30g | Protein: 1g

Gemüsebrühe mit Fenchel

Zubereitungszeit: 10 Minuten | Kochzeit: 25 Minuten | Portionen: 2

Schwierigkeiten: Leicht

Zutaten:

- 1 Liter Wasser
- 1 Fenchelknolle, grob gehackt
- 1 Zwiebel, grob gehackt
- 1 Karotte, grob gehackt
- Salz und Pfeffer

Zubereitung:

1. Wasser in einem großen Topf zum Kochen bringen.
2. Fenchel, Zwiebel und Karotte hinzufügen und 25 Minuten köcheln lassen.
3. Die Brühe durch ein Sieb gießen und mit Salz und Pfeffer abschmecken.
4. Warm servieren.

Nährwerte (pro Portion): Kalorien: 35 | Fett: 0g | Kohlenhydrate: 8g | Protein: 1g

Birnensaft mit Ingwer

Zubereitungszeit: 5 Minuten | Kochzeit: 0 Minuten | Portionen: 2

Schwierigkeiten: Sehr leicht

Zutaten:

- 3 Birnen
- 1 Stück frischer Ingwer

Zubereitung:

1. Birnen und Ingwer schälen und in Stücke schneiden.
2. In einem Entsafter Saft aus Birnen und Ingwer extrahieren.
3. Durch ein Sieb gießen und in Gläser servieren.

Nährwerte (pro Portion): Kalorien: 150 | Fett: 0g | Kohlenhydrate: 38g | Protein: 1g

Klarer Tomatensaft mit Basilikum

Zubereitungszeit: 10 Minuten | Kochzeit: 0 Minuten | Portionen: 2

Schwierigkeiten: Sehr leicht

Zutaten:

- 4 große Tomaten
- Einige Blätter frischer Basilikum

Zubereitung:

1. Tomaten waschen und in Stücke schneiden.
2. Tomatenstücke und Basilikum in einen Entsafter geben und Saft extrahieren.
3. Saft durch ein Sieb gießen und in Gläser servieren.

Nährwerte (pro Portion): Kalorien: 50 | Fett: 0g | Kohlenhydrate: 11g | Protein: 2g

Zubereitungszeit: 5 Minuten | Kochzeit: 0 Minuten | Portionen: 2

Schwierigkeiten: Sehr leicht

Zutaten:

- 1 Zitrone
- 1 Limette
- 500 ml Wasser
- Eiswürfel
- Optional: Süßstoff

Zubereitung:

1. Zitrone und Limette auspressen.
2. Zitronen- und Limettensaft mit Wasser mischen.
3. Nach Belieben süßen und gut umrühren.
4. Mit Eiswürfeln in Gläser servieren.

Nährwerte (pro Portion): Kalorien: 10 | Fett: 0g | Kohlenhydrate: 3g | Protein: 0g

Zubereitungszeit: 5 Minuten | Kochzeit: 0 Minuten | Portionen: 2

Schwierigkeiten: Sehr leicht

Zutaten:

- 500g Wassermelone, entkernt und in Stücke geschnitten
- Eiswürfel
- Einige Minzblätter

Zubereitung:

1. Wassermelonenstücke in einen Mixer geben und pürieren.
2. Den Saft durch ein Sieb gießen, um alle festen Bestandteile zu entfernen.
3. Das Getränk in Gläser füllen, Eiswürfel und Minzblätter hinzufügen und servieren.

Nährwerte (pro Portion): Kalorien: 60 | Fett: 0g | Kohlenhydrate: 15g | Protein: 1g

Zubereitungszeit: 5 Minuten | Kochzeit: 0 Minuten | Portionen: 2

Schwierigkeiten: Sehr leicht

Zutaten:

- 4 Karotten, geschält und in Stücke geschnitten
- 1 kleines Stück Ingwer, geschält
- 500 ml Wasser

Zubereitung:

1. Karotten und Ingwer in Stücke schneiden und in einen Entsafter geben.
2. Saft extrahieren und durch ein Sieb in Gläser füllen.
3. Sofort servieren.

Nährwerte (pro Portion): Kalorien: 80 | Fett: 0g | Kohlenhydrate: 18g | Protein: 2g

Faserarme Phase

Hähnchenbrust mit weichem Polenta

Zubereitungszeit: 10 Minuten | Kochzeit: 30 Minuten | Portionen: 2

Schwierigkeiten: Mittel

Zutaten:

- 2 Hähnchenbrustfilets (ohne Haut)
- 100g Polenta
- 500ml Hühnerbrühe (niedriger Natriumgehalt)
- 2 EL Parmesankäse, gerieben
- Salz und Pfeffer nach Geschmack
- 1 TL Olivenöl

Zubereitung:

1. Hühnerbrühe in einem Topf zum Kochen bringen und Polenta unter ständigem Rühren einrieseln lassen.
2. Hitze reduzieren und Polenta unter gelegentlichem Rühren 20-25 Minuten köcheln lassen.
3. In der Zwischenzeit Hähnchenbrustfilets mit Salz und Pfeffer würzen.
4. Olivenöl in einer Pfanne erhitzen und die Hähnchenbrustfilets von beiden Seiten jeweils 5-7 Minuten braten, bis sie durchgegart sind.
5. Parmesankäse unter die fertige Polenta rühren.
6. Polenta auf Teller verteilen und Hähnchenbrustfilets darauf anrichten.

Nährwerte (pro Portion): Kalorien: 350 | Fett: 8g | Kohlenhydrate: 35g | Protein: 35g

Gedämpfter Seelachs mit Reis

Zubereitungszeit: 5 Minuten | Kochzeit: 20 Minuten | Portionen: 2

Schwierigkeiten: Leicht

Zutaten:

- 2 Seelachsfilets
- 1 Tasse weißer Reis
- 2 Tassen Wasser
- Salz und Pfeffer nach Geschmack
- 1 TL Zitronensaft

Zubereitung:

1. Reis in einem Topf mit Wasser gemäß Anleitung kochen.
2. Seelachsfilets salzen, pfeffern und mit Zitronensaft beträufeln.
3. Fisch in einem Dampfgarer über dem kochenden Reis dämpfen, bis er durchgegart ist.
4. Reis und Fisch auf Teller anrichten und servieren.

Nährwerte (pro Portion): Kalorien: 300 | Fett: 2g | Kohlenhydrate: 45g | Protein: 25g

Eiernudeln mit Hähnchen

Zubereitungszeit: 5 Minuten | Kochzeit: 20 Minuten | Portionen: 2

Schwierigkeiten: Leicht

Zutaten:

- 200g Eiernudeln
- 2 Hähnchenbrustfilets, gewürfelt
- 1 EL Olivenöl
- Salz und Pfeffer nach Geschmack
- Optional: frische Kräuter zum Garnieren

Zubereitung:

1. Eiernudeln nach Packungsanleitung kochen.
2. In der Zwischenzeit Olivenöl in einer Pfanne erhitzen und Hähnchenwürfel goldbraun anbraten.
3. Gekochte Nudeln abgießen und mit dem Hähnchen in der Pfanne mischen.
4. Mit Salz und Pfeffer würzen und mit frischen Kräutern garnieren.
5. Nudeln und Hähnchen auf Teller anrichten und servieren.

Nährwerte (pro Portion): Kalorien: 400 | Fett: 10g | Kohlenhydrate: 50g | Protein: 30g

Zartes Rinderfilet mit Kartoffelpüree

Zubereitungszeit: 10 Minuten | Kochzeit: 30 Minuten | Portionen: 2

Schwierigkeiten: Mittel

Zutaten:

- 2 Rinderfiletsteaks (je 150g)
- 4 mittelgroße Kartoffeln, geschält und gewürfelt
- 50ml Milch
- 2 EL Butter
- Salz und Pfeffer nach Geschmack

Zubereitung:

1. Kartoffeln in Salzwasser kochen, bis sie weich sind, dann abgießen.
2. Milch und Butter zu den Kartoffeln geben und zu Püree stampfen. Mit Salz und Pfeffer würzen.
3. Die Rinderfilets mit Salz und Pfeffer würzen.
4. In einer heißen Pfanne die Filets je nach gewünschtem Gargrad von beiden Seiten braten.
5. Die Filets mit dem Kartoffelpüree servieren.

Nährwerte (pro Portion): Kalorien: 450 | Fett: 20g | Kohlenhydrate: 40g | Protein: 35g

Einfacher Fisch in Weißweinsauce

Zubereitungszeit: 5 Minuten | Kochzeit: 20 Minuten | Portionen: 2

Schwierigkeiten: Mittel

Zutaten:

- 2 Weißfischfilets (z.B. Kabeljau)
- 100ml Weißwein
- 100ml Fischbrühe
- 1 TL Butter
- Salz und Pfeffer nach Geschmack
- Petersilie zum Garnieren

Zubereitung:

1. Die Fischfilets mit Salz und Pfeffer würzen.

2. Butter in einer Pfanne schmelzen und die Filets von beiden Seiten anbraten.

3. Mit Weißwein und Fischbrühe ablöschen und 10-15 Minuten köcheln lassen.

4. Die Filets mit der Sauce und etwas frischer Petersilie garniert servieren.

Nährwerte (pro Portion): Kalorien: 250 | Fett: 5g | Kohlenhydrate: 3g | Protein: 25g

---

Hähnchenbrust in Zitronensauce

Zubereitungszeit: 5 Minuten | Kochzeit: 25 Minuten | Portionen: 2

Schwierigkeiten: Mittel

Zutaten:

- 2 Hähnchenbrustfilets
- Saft von 1 Zitrone
- 100ml Hühnerbrühe
- 1 TL Olivenöl
- Salz und Pfeffer nach Geschmack
- Frische Kräuter zum Garnieren

Zubereitung:

1. Hähnchenbrustfilets mit Salz und Pfeffer würzen.

2. Olivenöl in einer Pfanne erhitzen und die Filets von beiden Seiten anbraten.

3. Zitronensaft und Hühnerbrühe hinzufügen und 20 Minuten köcheln lassen.

4. Die Hähnchenbrüste mit der Sauce und frischen Kräutern servieren.

Nährwerte (pro Portion): Kalorien: 300 | Fett: 10g | Kohlenhydrate: 4g | Protein: 45g

Sanft gegarte Lachsfilets

Zubereitungszeit: 5 Minuten | Kochzeit: 15 Minuten | Portionen: 2

Schwierigkeiten: Leicht

Zutaten:

- 2 Lachsfilets
- 1 TL Olivenöl
- Salz und Pfeffer nach Geschmack
- Zitronenscheiben zum Garnieren

Zubereitung:

1. Lachsfilets mit Salz und Pfeffer würzen.

2. Olivenöl in einer Pfanne erhitzen und die Lachsfilets auf jeder Seite 3-4 Minuten anbraten.

3. Die Hitze reduzieren und den Lachs bis zum gewünschten Gargrad garen.

4. Die Lachsfilets mit Zitronenscheiben garniert servieren.

Nährwerte (pro Portion): Kalorien: 300 | Fett: 18g | Kohlenhydrate: 0g | Protein: 34g

Hochfaserige Phase

Zubereitungszeit: 10 Minuten | Kochzeit: 45 Minuten | Portionen: 2

Schwierigkeiten: Leicht

Zutaten:

- 2 große Süßkartoffeln
- 200g Kichererbsen (gekocht)
- 1 TL Paprikapulver
- 1 TL Kreuzkümmel
- 2 EL Olivenöl
- Salz und Pfeffer
- Frische Petersilie

Zubereitung:

1. Süßkartoffeln gründlich waschen, trocknen und mit einer Gabel mehrmals einstechen.
2. Süßkartoffeln bei 200°C für 40-45 Minuten backen, bis sie weich sind.
3. Kichererbsen mit Olivenöl, Paprikapulver, Kreuzkümmel, Salz und Pfeffer mischen und auf einem Backblech verteilen.
4. Kichererbsen 15-20 Minuten rösten, bis sie knusprig sind.
5. Gebackene Süßkartoffeln aufschneiden, mit den gerösteten Kichererbsen füllen und mit frischer Petersilie garnieren.

Nährwerte (pro Portion): Kalorien: 400 | Fett: 14g | Kohlenhydrate: 60g | Protein: 10g

Linsen-Quinoa-Salat

Zubereitungszeit: 10 Minuten | Kochzeit: 20 Minuten | Portionen: 2

Schwierigkeiten: Mittel

Zutaten:

- 100g Quinoa
- 100g grüne Linsen
- 1 rote Paprika, gewürfelt

- 1 Gurke, gewürfelt

- 1 kleine rote Zwiebel, fein gehackt

- 2 EL Olivenöl

- 1 EL Apfelessig

- Salz und Pfeffer

- Frische Kräuter nach Wahl

Zubereitung:

1. Quinoa und Linsen getrennt nach Packungsanweisung kochen und abkühlen lassen.

2. Gekochte Quinoa und Linsen in eine große Schüssel geben.

3. Paprika, Gurke und Zwiebel hinzufügen.

4. Olivenöl, Apfelessig, Salz und Pfeffer für das Dressing mischen und über den Salat geben.

5. Alles gut vermischen und mit frischen Kräutern garnieren.

Nährwerte (pro Portion): Kalorien: 450 | Fett: 14g | Kohlenhydrate: 65g | Protein: 20g

Gemüse-Stir-Fry mit Vollkornnudeln

Zubereitungszeit: 10 Minuten | Kochzeit: 15 Minuten | Portionen: 2

Schwierigkeiten: Leicht

Zutaten:

- 200g Vollkornnudeln

- 1 Karotte, in Streifen geschnitten

- 1 rote Paprika, in Streifen geschnitten

- 100g Brokkoli, in kleine Röschen geschnitten

- 2 EL Sojasauce

- 1 EL Sesamöl

- 1 Knoblauchzehe, gehackt

- 1 TL Ingwer, gerieben

- Salz und Pfeffer

Zubereitung:

1. Vollkornnudeln nach Packungsanweisung kochen und abgießen.

2. In einer Pfanne Sesamöl erhitzen und Knoblauch sowie Ingwer kurz anbraten.

3. Karotte, Paprika und Brokkoli hinzufügen und einige Minuten unter Rühren anbraten.

4. Nudeln und Sojasauce dazugeben, alles gut vermischen und 2-3 Minuten weiterbraten.

5. Mit Salz und Pfeffer abschmecken und servieren.

Nährwerte (pro Portion): Kalorien: 400 | Fett: 10g | Kohlenhydrate: 65g | Protein: 15g

Gerösteter Kichererbsen- und Süßkartoffelsalat

Zubereitungszeit: 15 Minuten | Kochzeit: 30 Minuten | Portionen: 2

Schwierigkeiten: Mittel

Zutaten:

- 200g Kichererbsen, abgespült und abgetropft
- 1 große Süßkartoffel, gewürfelt
- 1 TL Olivenöl
- 1 TL Paprikapulver
- Salz und Pfeffer nach Geschmack
- Ein Handvoll frischer Spinat
- 2 EL Balsamico-Dressing

Zubereitung:

1. Den Ofen auf 200°C vorheizen.
2. Süßkartoffelwürfel und Kichererbsen auf einem Backblech verteilen.
3. Mit Olivenöl, Paprikapulver, Salz und Pfeffer würzen und gut vermischen.
4. Im Ofen für ca. 30 Minuten rösten, bis die Süßkartoffeln weich und die Kichererbsen knusprig sind.
5. Spinat, geröstete Süßkartoffeln und Kichererbsen in einer Schüssel mischen.
6. Mit Balsamico-Dressing servieren.

Nährwerte (pro Portion): Kalorien: 380 | Fett: 9g | Kohlenhydrate: 60g | Protein: 15g

Vollkornspaghetti mit Linsenbolognese

Zubereitungszeit: 10 Minuten | Kochzeit: 30 Minuten | Portionen: 2

Schwierigkeiten: Mittel

Zutaten:

- 200g Vollkornspaghetti
- 150g rote Linsen
- 1 Zwiebel, fein gehackt
- 2 Knoblauchzehen, fein gehackt
- 400g gehackte Tomaten (Dose)

- 1 TL Olivenöl
- Salz und Pfeffer nach Geschmack
- Frische Kräuter zum Garnieren

Zubereitung:

1. Die Spaghetti nach Packungsanweisung kochen.
2. In einem Topf Olivenöl erhitzen und Zwiebel und Knoblauch darin anbraten.
3. Linsen hinzufügen und kurz mitbraten.
4. Mit gehackten Tomaten ablöschen und ca. 20 Minuten köcheln lassen.
5. Die Bolognese mit Salz und Pfeffer abschmecken.
6. Spaghetti abgießen und mit der Linsenbolognese servieren.
7. Mit frischen Kräutern garnieren.

Nährwerte (pro Portion): Kalorien: 460 | Fett: 6g | Kohlenhydrate: 80g | Protein: 25g

Quinoa-Gemüse-Pfanne

Zubereitungszeit: 10 Minuten | Kochzeit: 20 Minuten | Portionen: 2

Schwierigkeiten: Leicht

Zutaten:

- 100g Quinoa
- 200ml Gemüsebrühe
- 1 Zucchini, gewürfelt
- 1 Paprika, gewürfelt
- 1 Karotte, gewürfelt
- 1 TL Olivenöl
- Salz und Pfeffer nach Geschmack

Zubereitung:

1. Quinoa in der Gemüsebrühe gemäß Packungsanleitung kochen.
2. In einer Pfanne Olivenöl erhitzen und das Gemüse darin anbraten.
3. Gekochten Quinoa zum Gemüse geben, gut vermischen und mit Salz und Pfeffer würzen.
4. Alles zusammen für weitere 5 Minuten braten und servieren.

Nährwerte (pro Portion): Kalorien: 320 | Fett: 7g | Kohlenhydrate: 50g | Protein: 12g

Zubereitungszeit: 10 Minuten | Kochzeit: 30 Minuten | Portionen: 2

Schwierigkeiten: Mittel

Zutaten:

- 200g Vollkornspaghetti
- 1 Zwiebel, gewürfelt
- 2 Knoblauchzehen, gehackt
- 1 Zucchini, gewürfelt
- 1 Paprika, gewürfelt
- 400g gehackte Tomaten (Dose)
- 2 EL Olivenöl
- Salz und Pfeffer
- Basilikum, frisch oder getrocknet

Zubereitung:

1. Vollkornspaghetti nach Packungsanweisung kochen.
2. In einer Pfanne Olivenöl erhitzen und Zwiebel sowie Knoblauch anbraten.
3. Zucchini und Paprika hinzufügen und einige Minuten dünsten.
4. Gehackte Tomaten zugeben und mit Salz, Pfeffer und Basilikum würzen.
5. Die Sauce bei niedriger Hitze 20 Minuten köcheln lassen.
6. Die Spaghetti abgießen und mit der Gemüsebolognese servieren.

Nährwerte (pro Portion): Kalorien: 450 | Fett: 10g | Kohlenhydrate: 75g | Protein: 15g

Flüssige Phase

Natürliche Fruchtgummi

Zubereitungszeit: 10 Minuten | Kochzeit: 5 Minuten plus Abkühlzeit | Portionen: 2

Schwierigkeiten: Leicht

Zutaten:

- 500 ml 100% Fruchtsaft (z.B. Traube oder Kirsche)
- 10 g Gelatinepulver

Zubereitung:

1. Saft in einem Topf erhitzen, aber nicht kochen.
2. Gelatinepulver einrühren, bis es vollständig aufgelöst ist.
3. In Formen gießen und abkühlen lassen, dann kühlen, bis es fest wird.
4. Zum Servieren stürzen.

Nährwerte (pro Portion): Kalorien: 100 | Fett: 0g | Kohlenhydrate: 24g | Protein: 4g

Zitronen-Minz-Wasser

Zubereitungszeit: 5 Minuten | Kochzeit: 0 Minuten | Portionen: 2

Schwierigkeiten: Sehr leicht

Zutaten:

- 500 ml Wasser
- 1 Zitrone, in Scheiben geschnitten
- Einige Minzblätter

Zubereitung:

1. Wasser in eine Karaffe füllen.
2. Zitronenscheiben und Minzblätter hinzufügen.
3. Im Kühlschrank kühlen, um die Aromen zu entfalten.
4. Gekühlt servieren.

Nährwerte (pro Portion): Kalorien: 10 | Fett: 0g | Kohlenhydrate: 3g | Protein: 0g

Zubereitungszeit: 5 Minuten | Kochzeit: 0 Minuten | Portionen: 2

Schwierigkeiten: Sehr leicht

Zutaten:

- 2 reife Birnen
- Eine Prise Zimt

Zubereitung:

1. Birnen schälen, entkernen und in Stücke schneiden.
2. Birnenstücke in einem Entsafter entsaften.
3. Den Saft in Gläser füllen und eine Prise Zimt hinzufügen.
4. Umrühren und sofort servieren.

Nährwerte (pro Portion): Kalorien: 120 | Fett: 0g | Kohlenhydrate: 31g | Protein: 1g

---

Klarer Kräutertee mit Honig

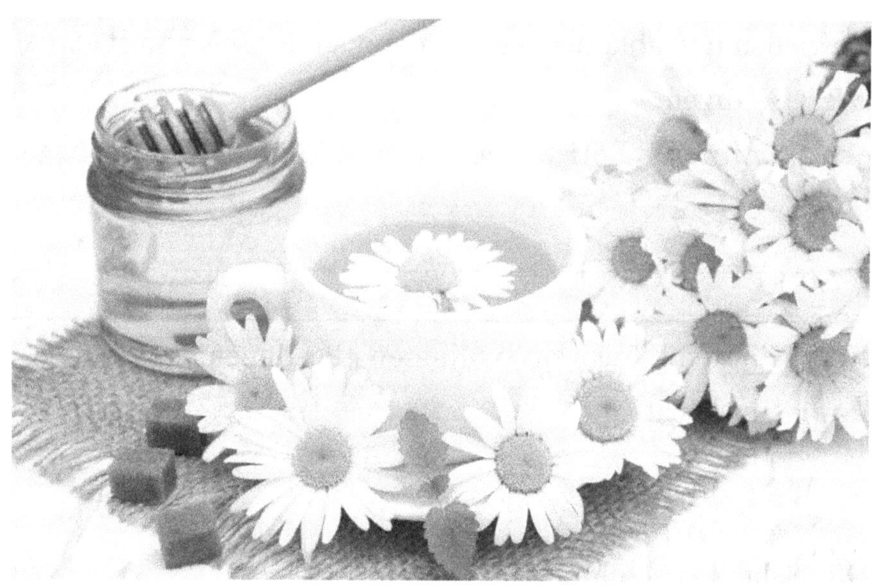

Zubereitungszeit: 5 Minuten | Kochzeit: 10 Minuten | Portionen: 2

Schwierigkeiten: Sehr leicht

Zutaten:

- 500 ml Wasser
- Eine Auswahl an Kräutern (z.B. Kamille, Pfefferminze, Fenchel)
- Honig nach Geschmack

Zubereitung:

1. Wasser zum Kochen bringen.
2. Gewählte Kräuter hinzufügen und 10 Minuten ziehen lassen.
3. Durch ein Sieb in Tassen gießen.
4. Nach Belieben mit Honig süßen und servieren.

Nährwerte (pro Portion): Kalorien: 20 (mit 1 TL Honig) | Fett: 0g | Kohlenhydrate: 6g | Protein: 0g

Gurkenwasser mit Minze

Zubereitungszeit: 5 Minuten | Kochzeit: 0 Minuten | Portionen: 2

Schwierigkeiten: Sehr leicht

Zutaten:

- 1/2 Gurke
- 500 ml Wasser
- Frische Minzblätter

Zubereitung:

1. Gurke in dünne Scheiben schneiden.
2. Gurkenscheiben und Minzblätter in eine Karaffe geben.
3. Mit Wasser auffüllen und mindestens 30 Minuten im Kühlschrank ziehen lassen.
4. Gekühlt servieren.

Nährwerte (pro Portion): Kalorien: 0 | Fett: 0g | Kohlenhydrate: 0g | Protein: 0g

Warmes Zitronenwasser

Zubereitungszeit: 5 Minuten | Kochzeit: 0 Minuten | Portionen: 2

Schwierigkeiten: Sehr leicht

Zutaten:

- 1 Zitrone
- 500 ml warmes Wasser

Zubereitung:

1. Zitrone halbieren und den Saft auspressen.
2. Warmes Wasser in zwei Tassen verteilen und Zitronensaft hinzugeben.
3. Umrühren und warm servieren.

Nährwerte (pro Portion): Kalorien: 6 | Fett: 0g | Kohlenhydrate: 2g | Protein: 0g

Faserarme Phase

Gekochtes Ei mit einer Prise Salz

Zubereitungszeit: 1 Minute | Kochzeit: 10 Minuten | Portionen: 2

Schwierigkeiten: Sehr leicht

Zutaten:

- 2 Eier
- Eine Prise Salz

Zubereitung:

1. Eier in einem Topf mit Wasser zum Kochen bringen.
2. Etwa 10 Minuten kochen lassen für hartgekochte Eier.
3. Eier abkühlen lassen, schälen und halbieren.
4. Mit einer Prise Salz bestreuen und servieren.

Nährwerte (pro Portion): Kalorien: 78 | Fett: 5g | Kohlenhydrate: 1g | Protein: 6g

Weißer Toast mit Frischkäse

Zubereitungszeit: 2 Minuten | Kochzeit: 2 Minuten | Portionen: 2

Schwierigkeiten: Sehr leicht

Zutaten:

- 2 Scheiben weißes Toastbrot
- 2 EL Frischkäse

Zubereitung:

1. Toastbrot im Toaster oder auf dem Herd goldbraun toasten.
2. Frischkäse auf den warmen Toast streichen.
3. In Dreiecke oder Streifen schneiden und servieren.

Nährwerte (pro Portion): Kalorien: 200 | Fett: 9g | Kohlenhydrate: 25g | Protein: 7g

Milder Reispudding

Zubereitungszeit: 5 Minuten | Kochzeit: 30 Minuten | Portionen: 2

Schwierigkeiten: Mittel

Zutaten:

- 1/2 Tasse weißer Reis
- 2 Tassen Milch
- 2 EL Zucker
- Eine Prise Salz

Zubereitung:

1. Reis, Milch, Zucker und eine Prise Salz in einen Topf geben.
2. Zum Kochen bringen, dann Hitze reduzieren und 30 Minuten köcheln lassen, bis der Reis weich ist und die Milch größtenteils absorbiert wurde.
3. In kleine Schüsseln füllen und warm oder kalt servieren.

Nährwerte (pro Portion): Kalorien: 250 | Fett: 2g | Kohlenhydrate: 53g | Protein: 8g

---

Bananen-Smoothie

Zubereitungszeit: 5 Minuten | Kochzeit: 0 Minuten | Portionen: 2

Schwierigkeiten: Sehr leicht

Zutaten:

- 2 reife Bananen
- 1 Tasse Milch
- Eiswürfel

Zubereitung:

1. Bananen, Milch und Eiswürfel in einen Mixer geben.
2. Alles glatt pürieren.
3. In Gläser füllen und sofort servieren.

Nährwerte (pro Portion): Kalorien: 150 | Fett: 1g | Kohlenhydrate: 34g | Protein: 4g

Zubereitungszeit: 5 Minuten | Kochzeit: 25 Minuten | Portionen: 2

Schwierigkeiten: Mittel

Zutaten:

- 2 Hähnchenbrustfilets
- 1 Liter Hühnerbrühe
- Salz und Pfeffer

Zubereitung:

1. Hühnerbrühe in einem großen Topf zum Kochen bringen.
2. Hähnchenbrustfilets mit Salz und Pfeffer würzen und in die köchelnde Brühe geben.
3. Bei niedriger Hitze 20-25 Minuten pochieren, bis das Hähnchen vollständig gegart ist.
4. Hähnchen aus der Brühe nehmen und in kleine Stücke schneiden oder zerpflücken.
5. Als leichten Snack servieren oder für später aufbewahren.

Nährwerte (pro Portion): Kalorien: 165 | Fett: 3.5g | Kohlenhydrate: 0g | Protein: 31g

Zubereitungszeit: 5 Minuten | Kochzeit: 0 Minuten | Portionen: 2

Schwierigkeiten: Sehr leicht

Zutaten:

- 200g Naturjoghurt
- 1 Banane, in Scheiben geschnitten
- 1 EL Honig

Zubereitung:

1. Naturjoghurt gleichmäßig auf zwei Schalen verteilen.
2. Bananenscheiben auf dem Joghurt anrichten.
3. Honig über die Bananenscheiben und den Joghurt träufeln.
4. Sofort servieren oder kalt stellen, bis zum Verzehr.

Nährwerte (pro Portion): Kalorien: 150 | Fett: 2g | Kohlenhydrate: 28g | Protein: 5g

Hochfaserige Phase

Vollkorn-Cracker mit Avocado

Zubereitungszeit: 5 Minuten | Kochzeit: 0 Minuten | Portionen: 2

Schwierigkeiten: Sehr leicht

Zutaten:

- 4 Vollkorn-Cracker
- 1 reife Avocado
- Salz und Pfeffer nach Geschmack
- Ein Spritzer Zitronensaft

Zubereitung:

1. Avocado halbieren, den Kern entfernen und das Fruchtfleisch in eine Schüssel geben.
2. Avocado mit einer Gabel zerdrücken, mit Salz, Pfeffer und Zitronensaft abschmecken.
3. Die Avocadomischung gleichmäßig auf den Crackern verteilen.
4. Sofort servieren.

Nährwerte (pro Portion): Kalorien: 200 | Fett: 15g | Kohlenhydrate: 20g | Protein: 3g

Gemüsesticks mit Hummus

Zubereitungszeit: 10 Minuten | Kochzeit: 0 Minuten | Portionen: 2

Schwierigkeiten: Sehr leicht

Zutaten:

- 1 Karotte
- 1 Gurke
- 1 rote Paprika
- 200g Hummus

Zubereitung:

1. Karotte, Gurke und Paprika waschen und in lange Streifen schneiden.
2. Gemüsesticks mit Hummus servieren.

Nährwerte (pro Portion): Kalorien: 180 | Fett: 12g | Kohlenhydrate: 16g | Protein: 6g

Zubereitungszeit: 10 Minuten | Kochzeit: 0 Minuten | Portionen: 2

Schwierigkeiten: Sehr leicht

Zutaten:

- Verschiedene Früchte (z.B. Erdbeeren, Trauben, Melonenwürfel, Ananasstücke)
- Holzspieße

Zubereitung:

1. Früchte waschen und bei Bedarf in mundgerechte Stücke schneiden.
2. Die Fruchtstücke abwechselnd auf Holzspieße stecken.
3. Sofort servieren oder kalt stellen.

Nährwerte (pro Portion): Kalorien: 100 | Fett: 0g | Kohlenhydrate: 25g | Protein: 2g

Mandeln und Walnüsse

Zubereitungszeit: 2 Minuten | Kochzeit: 0 Minuten | Portionen: 2

Schwierigkeiten: Sehr leicht

Zutaten:

- 30g Mandeln
- 30g Walnüsse

Zubereitung:

1. Mandeln und Walnüsse in kleine Schüsseln geben.
2. Als nahrhaften Snack servieren.

Nährwerte (pro Portion): Kalorien: 200 | Fett: 18g | Kohlenhydrate: 6g | Protein: 5g

Beerenmix mit Naturjoghurt

Zubereitungszeit: 5 Minuten | Kochzeit: 0 Minuten | Portionen: 2

Schwierigkeiten: Sehr leicht

Zutaten:

- 200g gemischte Beeren (Erdbeeren, Blaubeeren, Himbeeren)
- 200g Naturjoghurt

Zubereitung:

1. Beeren waschen und bei Bedarf in kleinere Stücke schneiden.

2. Beeren und Joghurt in Schüsseln schichten.

3. Sofort servieren oder kalt stellen.

Nährwerte (pro Portion): Kalorien: 150 | Fett: 4g | Kohlenhydrate: 20g | Protein: 8g

Geröstete Kichererbsen

Zubereitungszeit: 5 Minuten | Kochzeit: 25 Minuten | Portionen: 2

Schwierigkeiten: Leicht

Zutaten:

- 200g Kichererbsen (Dose), abgespült und abgetropft
- 1 TL Olivenöl
- Salz, Paprika, Kreuzkümm

Zutaten:

- 200g Kichererbsen (Dose), abgespült und abgetropft
- 1 TL Olivenöl
- Salz, Paprika, Kreuzkümmel

Zubereitung:

1. Den Ofen auf 200°C vorheizen.

2. Kichererbsen mit einem Küchentuch trocken tupfen.

3. Die Kichererbsen mit Olivenöl, Salz, Paprika und Kreuzkümmel in einer Schüssel vermischen.

4. Die gewürzten Kichererbsen auf ein Backblech geben und gleichmäßig verteilen.

5. Für 20-25 Minuten rösten, bis sie knusprig sind, dabei gelegentlich umrühren.

6. Aus dem Ofen nehmen und abkühlen lassen, dann servieren.

Nährwerte (pro Portion): Kalorien: 180 | Fett: 6g | Kohlenhydrate: 24g | Protein: 8g

Gegrillte Zucchinischeiben mit Kräutern

Zubereitungszeit: 5 Minuten | Kochzeit: 10 Minuten | Portionen: 2

Schwierigkeiten: Leicht

Zutaten:

- 1 Zucchini, in Scheiben geschnitten
- 1 EL Olivenöl
- Salz, Pfeffer, italienische Kräuter

Zubereitung:

1. Die Zucchinischeiben mit Olivenöl bestreichen.
2. Mit Salz, Pfeffer und italienischen Kräutern würzen.
3. Die Zucchinischeiben auf einen Grill oder eine Grillpfanne legen und von beiden Seiten jeweils 3-5 Minuten grillen, bis sie weich und leicht gebräunt sind.
4. Warm servieren oder für einen kühlen Snack im Kühlschrank abkühlen lassen.

Nährwerte (pro Portion): Kalorien: 70 | Fett: 7g | Kohlenhydrate: 4g | Protein: 1g

Ananas-Kokoswasser-Smoothie

Zubereitungszeit: 5 Minuten | Portionen: 2

Schwierigkeiten: Sehr leicht

Zutaten:

- 1 Tasse frische Ananasstücke
- 1 Tasse Kokoswasser
- Eine Handvoll Eiswürfel

Zubereitung:

1. Ananasstücke, Kokoswasser und Eiswürfel in einen Mixer geben.
2. Alles glatt pürieren, bis eine homogene Mischung entsteht.
3. In Gläser füllen und sofort servieren.

Nährwerte (pro Portion): Kalorien: 80 | Fett: 0g | Kohlenhydrate: 19g | Protein: 1g

Karotten-Orange-Ingwer-Saft

Zubereitungszeit: 10 Minuten | Portionen: 2

Schwierigkeiten: Sehr leicht

Zutaten:

- 3 Karotten
- 2 Orangen
- 1 cm frischer Ingwer

Zubereitung:

1. Karotten schälen und grob hacken. Orangen schälen und vierteln. Ingwer schälen.
2. Karotten, Orangen und Ingwer in einen Entsafter geben.
3. Den frisch gepressten Saft in Gläser füllen und sofort servieren.

Nährwerte (pro Portion): Kalorien: 120 | Fett: 0g | Kohlenhydrate: 28g | Protein: 2g

Zubereitungszeit: 5 Minuten | Portionen: 2

Schwierigkeiten: Sehr leicht

Zutaten:

- 1 Tasse gemischte Beeren (Erdbeeren, Blaubeeren, Himbeeren)
- 500 ml Wasser

Zubereitung:

1. Beeren waschen und in einen Entsafter geben.
2. Den Beerensaft mit Wasser verdünnen und in Gläser füllen.
3. Kühl servieren.

Nährwerte (pro Portion): Kalorien: 70 | Fett: 0.5g | Kohlenhydrate: 17g | Protein: 1g

Zubereitungszeit: 5 Minuten | Portionen: 2

Schwierigkeiten: Sehr leicht

Zutaten:

- 1/2 Gurke
- 2 Limetten
- 1 Liter Wasser

Zubereitung:

1. Gurke in dünne Scheiben schneiden. Limetten halbieren und den Saft auspressen.
2. Gurkenscheiben und Limettensaft in eine Karaffe geben.
3. Mit Wasser auffüllen und gut umrühren.
4. Im Kühlschrank kühlen und gekühlt servieren.

Nährwerte (pro Portion): Kalorien: 10 | Fett: 0g | Kohlenhydrate: 3g | Protein: 0g

Zubereitungszeit: 5 Minuten | Portionen: 2

Schwierigkeiten: Sehr leicht

Zutaten:

- 2 Tassen Wassermelone, in Würfel geschnitten

- Eine Handvoll frische Minzblätter
- 1 Tasse Eiswürfel

Zubereitung:

1. Wassermelonenwürfel, Minzblätter und Eiswürfel in einen Mixer geben.
2. Alles glatt pürieren.
3. In Gläser füllen und sofort genießen.

Nährwerte (pro Portion): Kalorien: 60 | Fett: 0g | Kohlenhydrate: 15g | Protein: 1g

Pfirsich-Basilikum-Smoothie

Zubereitungszeit: 5 Minuten | Portionen: 2

Schwierigkeiten: Sehr leicht

Zutaten:

- 2 reife Pfirsiche, entkernt und in Stücke geschnitten
- Ein paar Basilikumblätter
- 1 Tasse Wasser oder Kokoswasser
- Eiswürfel

Zubereitung:

1. Pfirsichstücke, Basilikumblätter, Wasser oder Kokoswasser und Eiswürfel in einen Mixer geben.
2. Alles glatt pürieren.
3. In Gläser füllen und sofort servieren.

Nährwerte (pro Portion): Kalorien: 70 | Fett: 0g | Kohlenhydrate: 17g | Protein: 1g

Sellerie-Apfel-Saft

Zubereitungszeit: 10 Minuten | Portionen: 2

Schwierigkeiten: Sehr leicht

Zutaten:

- 4 Stangen Sellerie
- 2 Äpfel
- 1/2 Zitrone, Saft

Zubereitung:

1. Sellerie und Äpfel waschen und grob schneiden.

2. Alle Zutaten in einen Entsafter geben und Saft extrahieren.

3. Den Saft durch ein Sieb gießen und in Gläser füllen.

4. Sofort servieren.

Nährwerte (pro Portion): Kalorien: 95 | Fett: 0g | Kohlenhydrate: 22g | Protein: 1g

Kühles Matcha-Tee-Getränk

Zubereitungszeit: 5 Minuten | Kochzeit: 5 Minuten | Portionen: 2

Schwierigkeiten: Sehr leicht

Zutaten:

- 1 TL Matcha-Pulver
- 500 ml Wasser
- Eiswürfel
- Optional: Honig oder Agavensirup

Zubereitung:

1. Matcha-Pulver in einer kleinen Menge warmem Wasser auflösen, um Klumpen zu vermeiden.

2. Das restliche Wasser hinzufügen und gut umrühren.

3. Nach Belieben süßen und über Eiswürfel gießen.

4. Gekühlt servieren.

Nährwerte (pro Portion): Kalorien: 5 (ohne Süßungsmittel) | Fett: 0g | Kohlenhydrate: 1g | Protein: 1g

Kühle Gurken-Minz-Suppe

Zubereitungszeit: 10 Minuten | Portionen: 2

Schwierigkeiten: Sehr leicht

Zutaten:

- 1 große Gurke
- Ein paar Minzblätter
- 1 Tasse Joghurt oder pflanzliche Alternative
- Salz und Pfeffer
- Ein Spritzer Zitronensaft

Zubereitung:

1. Gurke schälen und in Stücke schneiden.

2. Gurke, Minzblätter, Joghurt, Salz, Pfeffer und Zitronensaft in einen Mixer geben.

3. Alles glatt pürieren.

4. In Schalen füllen und kalt servieren.

Nährwerte (pro Portion): Kalorien: 80 | Fett: 2g | Kohlenhydrate: 12g | Protein: 4g

Erfrischendes Wassermelonen-Ingwer-Wasser

Zubereitungszeit: 10 Minuten | Portionen: 2

Schwierigkeiten: Sehr leicht

Zutaten:

- 2 Tassen Wassermelonenwürfel
- 1 cm frischer Ingwer, geschält und gehackt
- 1 Liter Wasser
- Eiswürfel

Zubereitung:

1. Wassermelonenwürfel und Ingwer in einen Mixer geben und pürieren.

2. Die Mischung durch ein Sieb in eine große Karaffe gießen.

3. Wasser hinzufügen und gut umrühren, bis alles gut vermischt ist.

4. Eiswürfel hinzufügen, um das Getränk zu kühlen.

5. In Gläser füllen und nach Belieben garnieren.

6. Sofort servieren und genießen!

Nährwerte (pro Portion): Kalorien: 40 | Fett: 0g | Kohlenhydrate: 10g | Protein: 1g

Zubereitungszeit: 5 Minuten | Portionen: 2

Schwierigkeiten: Einfach

Zutaten:

- 1 Tasse gefrorene Himbeeren
- 1 reife Banane
- 1/2 Tasse Kokosmilch
- 1/2 Tasse griechischer Joghurt
- 1 Esslöffel Honig

Zubereitung:

1. Die gefrorenen Himbeeren, die Banane, die Kokosmilch, den griechischen Joghurt und den Honig in einen Mixer geben.
2. Alles gut mixen, bis eine glatte Konsistenz erreicht ist.
3. In Gläser füllen und nach Belieben garnieren.
4. Sofort servieren und genießen!

Nährwerte (pro Portion): Kalorien: 210 | Fett: 10g | Kohlenhydrate: 30g | Protein: 5g

Grüner Detox-Smoothie

Zubereitungszeit: 5 Minuten | Portionen: 2

Schwierigkeiten: Einfach

Zutaten:

- 1 Handvoll frischer Spinat
- 1/2 Gurke, geschält und gehackt
- 1 grüner Apfel, geschält und entkernt
- Saft einer halben Zitrone
- 1 Tasse Wasser oder Kokoswasser
- Eiswürfel (optional)

Zubereitung:

1. Den frischen Spinat, die gehackte Gurke, den grünen Apfel, den Zitronensaft und das Wasser (oder Kokoswasser) in einen Mixer geben.
2. Alles gut mixen, bis eine glatte Konsistenz erreicht ist.
3. Eiswürfel hinzufügen, wenn gewünscht, und nochmals kurz mixen.

4. In Gläser füllen und nach Belieben garnieren.

5. Sofort servieren und genießen!

Nährwerte (pro Portion): Kalorien: 80 | Fett: 0g | Kohlenhydrate: 20g | Protein: 2g

Beeren-Chia-Smoothie

Zubereitungszeit: 10 Minuten | Portionen: 2

Schwierigkeiten: Einfach

Zutaten:

- 1 Tasse gemischte Beeren (z. B. Erdbeeren, Blaubeeren, Himbeeren)
- 1 Esslöffel Chiasamen
- 1 reife Banane
- 1 Tasse Mandelmilch
- Honig nach Geschmack

Zubereitung:

1. Die gemischten Beeren, Chiasamen, Banane, Mandelmilch und Honig in einen Mixer geben.

2. Alles gut mixen, bis eine glatte Konsistenz erreicht ist.

3. In Gläser füllen und nach Belieben garnieren.

4. Sofort servieren und genießen!

Nährwerte (pro Portion): Kalorien: 150 | Fett: 4g | Kohlenhydrate: 25g | Protein: 3g

Avocado Bananen Smoothie

Zubereitungszeit: 5 Minuten | Portionen: 2

Schwierigkeiten: Einfach

Zutaten:

- 1 reife Avocado
- 1 große reife Banane
- 1 Tasse frischer Spinat
- 1 Tasse Kokoswasser
- Saft einer halben Limette

Zubereitung:

1. Das Fruchtfleisch der Avocado und die Banane in den Mixer geben.

2. Den frischen Spinat, das Kokoswasser und den Limettensaft hinzufügen.

3. Alles gut mixen, bis eine glatte Konsistenz erreicht ist.

4. In Gläser füllen und nach Belieben garnieren.

5. Sofort servieren und genießen!

Nährwerte (pro Portion): Kalorien: 220 | Fett: 12g | Kohlenhydrate: 28g | Protein: 3g

Erfrischender Wassermelonen-Smoothie

Zubereitungszeit: 5 Minuten | Portionen: 2

Schwierigkeiten: Einfach

Zutaten:

- 2 Tassen gewürfelte Wassermelone, entkernt
- 1 Tasse Gurke, geschält und gehackt
- Saft einer Limette
- 1 Tasse Kokoswasser oder Wasser
- Eiswürfel (optional)

Zubereitung:

1. Die gewürfelte Wassermelone, die gehackte Gurke, den Limettensaft und das Kokoswasser (oder Wasser) in den Mixer geben.

2. Alles gut mixen, bis eine glatte Konsistenz erreicht ist.

3. Eiswürfel hinzufügen, wenn gewünscht, und nochmals kurz mixen.

4. In Gläser füllen und nach Belieben garnieren.

5. Sofort servieren und genießen!

Nährwerte (pro Portion): Kalorien: 90 | Fett: 0g | Kohlenhydrate: 22g | Protein: 2g

Exotischer Mango-Bananen-Smoothie

Zubereitungszeit: 5 Minuten | Portionen: 2

Schwierigkeiten: Einfach

Zutaten:

- 1 reife Mango, geschält und entkernt
- 1 reife Banane
- 1 Tasse Kokoswasser
- Eine Handvoll Eiswürfel

Zubereitung:

1. Die reife Mango und die Banane in den Mixer geben.
2. Das Kokoswasser hinzufügen.
3. Alles gut mixen, bis eine glatte Konsistenz erreicht ist.
4. Eiswürfel hinzufügen und nochmals kurz mixen.
5. In Gläser füllen und nach Belieben garnieren.
6. Sofort servieren und genießen!

Nährwerte (pro Portion): Kalorien: 150 | Fett: 1g | Kohlenhydrate: 36g | Protein: 2g

Heidelbeer-Hafer-Smoothie

Zubereitungszeit: 5 Minuten | Portionen: 2

Schwierigkeiten: Einfach

Zutaten:

- 1 Tasse gefrorene Heidelbeeren
- 1/2 Tasse Haferflocken
- 1 Tasse Mandelmilch
- 1 Esslöffel Honig
- Eine Prise Zimt

Zubereitung:

1. Die gefrorenen Heidelbeeren, die Haferflocken, die Mandelmilch, den Honig und den Zimt in den Mixer geben.
2. Alles gut mixen, bis eine glatte Konsistenz erreicht ist.
3. In Gläser füllen und nach Belieben garnieren.
4. Sofort servieren und genießen!

Nährwerte (pro Portion): Kalorien: 250 | Fett: 3g | Kohlenhydrate: 52g | Protein: 6g

Erfrischender Grüner Smoothie

Zubereitungszeit: 5 Minuten | Portionen: 2

Schwierigkeiten: Einfach

Zutaten:

- 1 Handvoll frischer Spinat
- 1 grüner Apfel, entkernt und gehackt

- 1/2 reife Avocado, geschält und entkernt
- Saft einer Zitrone
- 1 Tasse Kokoswasser
- Eiswürfel (optional)

Zubereitung:

1. Den frischen Spinat, den grünen Apfel, die Avocado, den Zitronensaft und das Kokoswasser in den Mixer geben.
2. Alles gut mixen, bis eine glatte Konsistenz erreicht ist.
3. Eiswürfel hinzufügen, wenn gewünscht, und nochmals kurz mixen.
4. In Gläser füllen und nach Belieben garnieren.
5. Sofort servieren und genießen!

Nährwerte (pro Portion): Kalorien: 160 | Fett: 8g | Kohlenhydrate: 23g | Protein: 3g

---

Erfrischender Beeren

Zubereitungszeit: 5 Minuten | Portionen: 2

Schwierigkeiten: Einfach

Zutaten:

- 1/2 Tasse gefrorene gemischte Beeren (Heidelbeeren, Himbeeren, Erdbeeren)
- 1 reife Banane
- 1 Tasse Mandelmilch
- 1 Esslöffel Chiasamen
- 1 Teelöffel Honig (optional)

Zubereitung:

1. Die gefrorenen gemischten Beeren, die Banane, die Mandelmilch und die Chiasamen in den Mixer geben.
2. Alles gut mixen, bis eine glatte Konsistenz erreicht ist.
3. Honig hinzufügen, wenn gewünscht, und nochmals kurz mixen.
4. In Gläser füllen und nach Belieben garnieren.
5. Sofort servieren und genießen!

Nährwerte (pro Portion): Kalorien: 180 | Fett: 4g | Kohlenhydrate: 34g | Protein: 3g

Kapitel 6: Lebensstil und Divertikulitis

Bewegung und Divertikulitis

Die Rolle der körperlichen Aktivität im Kontext von Divertikulitis ist ein Bereich, der in der modernen Medizin zunehmend Beachtung findet. Bewegung, oft gepriesen für ihre zahlreichen gesundheitlichen Vorteile, von der Verbesserung der Herzgesundheit bis zur Reduktion von Stress, spielt auch eine signifikante Rolle in der Prävention und dem Management von Divertikulitis.

Körperliche Aktivität fördert die Gesundheit des Verdauungssystems auf mehreren Ebenen. Regelmäßige Bewegung stimuliert die Darmmotilität, was die Passage des Stuhls durch den Dickdarm beschleunigt und somit das Risiko einer Stuhlansammlung und der damit verbundenen Druckerhöhung in den Divertikeln verringert. Dieser Prozess ist entscheidend, da eine Stauung des Stuhls in den Divertikeln Entzündungen und Infektionen begünstigen kann.

Darüber hinaus unterstützt Bewegung die Aufrechterhaltung eines gesunden Gewichts, was wiederum das Risiko einer Divertikulitis-Entwicklung reduziert. Übergewicht ist ein bekannter Risikofaktor für die Entstehung von Divertikulose und Divertikulitis, da es den Druck im Bauchraum erhöht, was die Bildung von Divertikeln begünstigen kann.

Ein weiterer Vorteil der regelmäßigen körperlichen Aktivität ist die Verbesserung der Durchblutung, einschließlich der Blutversorgung des Dickdarms. Eine gute Blutzirkulation fördert die Zellgesundheit und die Fähigkeit des Körpers, Entzündungen zu bekämpfen und zu heilen.

Es ist jedoch wichtig zu beachten, dass die Art und Intensität der empfohlenen Bewegung individuell angepasst werden sollte, insbesondere bei Personen, die bereits an Divertikulitis leiden. Während einer akuten Divertikulitis-Episode ist es ratsam, die körperliche Aktivität zu reduzieren und sich auf sanfte Bewegungsformen zu konzentrieren, um den betroffenen Darm nicht zu belasten. Nach der Erholung können schrittweise intensivere Übungen eingeführt werden, stets unter Beachtung der Reaktionen des Körpers.

Stress – sei es physisch oder psychisch – kann eine Reihe von Reaktionen im Körper auslösen, die die Gesundheit des Verdauungstrakts beeinträchtigen können. Unter Stress produziert der Körper Cortisol, ein Hormon, das in akuten Situationen hilfreich sein kann, bei langfristiger Ausschüttung jedoch zahlreiche negative Auswirkungen hat, darunter auch auf den Verdauungstrakt. Es kann die Darmflora stören, Entzündungsprozesse verstärken und die Darmpermeabilität erhöhen, was alles zur Entwicklung oder Verschlimmerung einer Divertikulitis beitragen kann.

Ein effektives Stressmanagement ist daher ein wesentlicher Bestandteil der Prävention und Behandlung von Divertikulitis. Es umfasst eine Vielzahl von Techniken und Strategien, die darauf abzielen, das emotionale Wohlbefinden zu fördern und den Körper in einen ausgeglicheneren Zustand zu bringen. Regelmäßige Entspannungsübungen, Achtsamkeitstraining und moderater Sport können dabei helfen, den Stresspegel zu senken und die physiologischen Reaktionen des Körpers auf Stress zu mildern.

Entspannungstechniken wie tiefe Atemübungen, progressive Muskelentspannung oder Meditation können dazu beitragen, den Geist zu beruhigen und den Körper aus dem ständigen Alarmzustand, den chronischer Stress verursacht, herauszuführen. Diese Methoden können die Ausschüttung von Stresshormonen verringern, den Blutdruck senken und die Verdauungsfunktion verbessern.

Achtsamkeit und Yoga sind weitere wirksame Mittel im Stressmanagement, die nicht nur helfen, den momentanen Stress zu bewältigen, sondern auch langfristig zur Resilienz gegenüber stressauslösenden Situationen beitragen können. Sie fördern ein tiefes Verständnis für die Verbindung zwischen Geist und Körper und ermöglichen es, stressinduzierte körperliche Reaktionen frühzeitig zu erkennen und zu mildern.

Sport und regelmäßige körperliche Betätigung sind ebenfalls entscheidend für die Stressbewältigung. Sie fördern nicht nur die körperliche Gesundheit, sondern setzen auch Endorphine frei, die natürlichen "Wohlfühlhormone", die helfen, Stress zu reduzieren und die Stimmung zu verbessern. Besonders Ausdauersportarten wie Laufen, Schwimmen oder Radfahren, aber auch sanftere Formen wie Spaziergänge in der Natur können effektiv Stress abbauen.

Regelmäßige ärztliche Untersuchungen

Die Interaktion mit Medizinern ermöglicht es Betroffenen, ihre Symptome, Fortschritte und Herausforderungen zu teilen, wodurch eine maßgeschneiderte Betreuung gewährleistet wird. Diese regelmäßigen Konsultationen bieten auch die Gelegenheit, den Ernährungsplan zu überprüfen, Lebensstilfaktoren zu diskutieren und gegebenenfalls Anpassungen vorzunehmen, die zur Förderung der Darmgesundheit beitragen.

Darüber hinaus dienen diese Termine dazu, diagnostische Tests zu planen oder zu überprüfen, wie z.B. Koloskopien, die entscheidend sind, um den Zustand des Darms zu beurteilen und sicherzustellen, dass keine weiteren Probleme, wie etwa Polypen oder Karzinome, übersehen werden. Die regelmäßige Überwachung ermöglicht es, die Wirksamkeit des aktuellen Behandlungsplans zu bewerten und, falls nötig, Strategien zu modifizieren, um optimale Ergebnisse zu erzielen.

Für den Patienten ist es wichtig, ein offenes Verhältnis zu seinem Arzt zu pflegen und alle Bedenken oder Symptome, die auftreten, zu kommunizieren. Solch eine proaktive Herangehensweise ermöglicht es dem Mediziner, ein tiefgreifendes Verständnis für den individuellen Verlauf der Erkrankung zu entwickeln und die Betreuung entsprechend anzupassen.

Die Bedeutung der regelmäßigen ärztlichen Untersuchung kann nicht genug betont werden. Sie ist ein wesentliches Element in der proaktiven Gesundheitsvorsorge, das es ermöglicht, auf Veränderungen im Krankheitsbild rechtzeitig zu reagieren und die Lebensqualität des Patienten langfristig zu erhalten oder zu verbessern. In diesem dynamischen Prozess sind der Patient und der Arzt Partner, die gemeinsam auf das Ziel hinarbeiten, die bestmögliche Kontrolle über die Divertikulitis zu erlangen und ein erfülltes, gesundes Leben zu führen.

Kapitel 7: Häufig gestellte Fragen

Frage 1:

Kann Stress Divertikulitis beeinflussen?

Antwort:

Ja, es gibt eine Verbindung zwischen Stress und Divertikulitis. Stress kann das Verdauungssystem beeinträchtigen und möglicherweise die Symptome der Divertikulitis verschlimmern. Obwohl Stress keine direkte Ursache ist, kann er Entzündungen im Körper beeinflussen, einschließlich des Dickdarms. Stressmanagement durch Entspannungstechniken, Meditation oder körperliche Betätigung kann von Vorteil sein.

Frage 2:

Gibt es Nahrungsergänzungsmittel, die ich in Betracht ziehen sollte, um meine Divertikulitis zu managen?

Antwort:

Bevor Sie irgendwelche Nahrungsergänzungsmittel einnehmen, ist es wichtig, dies mit Ihrem Arzt zu besprechen. Ballaststoffergänzungen können für einige Menschen hilfreich sein, aber sie sollten unter ärztlicher Aufsicht eingenommen werden, um sicherzustellen, dass sie nicht kontraproduktiv sind, insbesondere während einer akuten Divertikulitis-Phase.

Frage 3:

Hat die Divertikulitis einen Einfluss auf das Risiko für Darmkrebs?

Antwort:

Aktuelle Forschungen haben keinen direkten Zusammenhang zwischen Divertikulitis und einem erhöhten Risiko für Darmkrebs gefunden. Dennoch ist es wichtig, regelmäßige Vorsorgeuntersuchungen durchzuführen, da Divertikulitis und Darmkrebs ähnliche Symptome aufweisen können.

Frage 4:

Kann ich mit Divertikulitis noch immer eine vegetarische oder vegane Ernährung befolgen?

Antwort:

Ja, es ist möglich, eine vegetarische oder vegane Ernährung mit Divertikulitis zu befolgen. Es ist wichtig, darauf zu achten, eine ausgewogene Ernährung mit einer Vielzahl von Lebensmitteln zu haben, um alle notwendigen Nährstoffe zu erhalten. Eine pflanzenbasierte Ernährung kann reich an Ballaststoffen sein, was bei der Verwaltung von Divertikulitis von Vorteil sein kann.

Frage 5:

Welche Rolle spielt die Hydratation bei der Verwaltung von Divertikulitis?

Antwort:

Hydratation ist von entscheidender Bedeutung bei der Verwaltung von Divertikulitis. Ausreichende Flüssigkeitszufuhr hilft, den Stuhl weich zu halten und fördert eine regelmäßige Darmtätigkeit, was Druck auf die Darmwände verringern und die Bildung neuer Divertikel verhindern kann. Besonders wenn Sie Ihre Ballaststoffaufnahme erhöhen, ist es wichtig, auch die Flüssigkeitszufuhr zu erhöhen, um die Verdauung zu unterstützen.

Frage 1:

Wie wirkt sich körperliche Aktivität auf Divertikulitis aus?

Antwort:

Regelmäßige körperliche Aktivität wird generell empfohlen, um die Gesundheit des Verdauungssystems zu fördern. Sie kann helfen, den Stoffwechsel zu verbessern, die Darmbewegungen zu regulieren und das Gewicht zu kontrollieren. Für Menschen mit Divertikulitis kann moderate Bewegung dabei helfen, die Symptome zu lindern und das Risiko von Entzündungsschüben zu reduzieren. Es ist jedoch wichtig, während eines akuten Schubs mit intensiveren Übungen vorsichtig zu sein.

Frage 2:

Gibt es spezifische Lebensstiländerungen, die empfohlen werden, um Divertikulitis vorzubeugen?

Antwort:

Zu den empfohlenen Lebensstiländerungen gehören eine ballaststoffreiche Ernährung, ausreichende Flüssigkeitsaufnahme, regelmäßige Bewegung, das Vermeiden von verarbeiteten Lebensmitteln und rotem Fleisch, sowie eine angemessene Gewichtskontrolle. Das Rauchen einzustellen und den Konsum von Alkohol zu reduzieren, kann auch helfen, das Risiko einer Divertikulitis zu minimieren.

Frage 3:

Hat die Schlafqualität einen Einfluss auf Divertikulitis?

Antwort:

Guter Schlaf ist für die allgemeine Gesundheit wesentlich und kann auch einen positiven Effekt auf Divertikulitis haben. Ausreichender, qualitativ hochwertiger Schlaf unterstützt das Immunsystem, kann zur Stressreduktion beitragen und hilft dem Körper, sich zu regenerieren, was potenziell die Risiken von Entzündungen und damit verbundenen Divertikulitis-Schüben reduziert.

Frage 4:

Wie beeinflusst Rauchen die Divertikulitis?

Antwort:

Rauchen ist ein bekannter Risikofaktor für viele gesundheitliche Probleme und kann auch das Risiko für die Entwicklung von Divertikulitis erhöhen. Rauchen kann die Durchblutung beeinträchtigen und Entzündungen fördern, was die Heilung bei Divertikulitis beeinträchtigen kann. Das Aufgeben des Rauchens ist ein wichtiger Schritt zur Verbesserung der allgemeinen Darmgesundheit.

Frage 5:

Welche Rolle spielt Stressmanagement bei der Behandlung von Divertikulitis?

Antwort:

Stressmanagement ist ein wichtiger Aspekt bei der Behandlung und Prävention von Divertikulitis. Chronischer Stress kann sich negativ auf das Immunsystem und die Verdauung auswirken, was möglicherweise zu einem erhöhten Risiko für Entzündungsschübe führt. Techniken zur Stressreduktion wie Yoga, Meditation, Achtsamkeit und regelmäßige Bewegung können dabei helfen, das Wohlbefinden zu steigern und die Symptome von Divertikulitis zu managen.

Schlussfolgerung

Dieses Buch hat Sie nicht nur durch die wissenschaftlichen Aspekte und persönlichen Herausforderungen der Divertikulitis geführt, sondern auch praktische Lösungen in Form von nahrhaften und heilenden Rezepten angeboten. Jedes Rezept ist sorgfältig ausgewählt, um nicht nur Ihren Gaumen zu erfreuen, sondern auch Ihren Verdauungstrakt zu unterstützen und zu stärken.

Die aufgeführten Rezepte sind mehr als nur Mahlzeiten; sie sind eine Verkörperung des Prinzips, dass Nahrung als Medizin dienen kann. Sie sind darauf ausgelegt, Ihnen zu helfen, eine Ernährung zu genießen, die reich an Ballaststoffen und arm an jenen Bestandteilen ist, die Divertikulitis auslösen oder verschlimmern können. Jedes Gericht bietet eine Möglichkeit, Ihre Gesundheit positiv zu beeinflussen, während Sie köstliche und befriedigende Speisen genießen.

Das Buch soll Ihnen nicht nur als Informationsquelle dienen, sondern auch als praktischer Leitfaden, der Sie in Ihrer Küche begleitet. Es ermutigt Sie, experimentierfreudig zu sein und die Rezepte anzupassen, um Ihre persönlichen Vorlieben und Ernährungsbedürfnisse zu erfüllen. Die Küche kann ein Ort der Heilung und Freude sein, und jedes Rezept in diesem Buch ist ein Schritt auf dem Weg zu einem gesünderen und glücklicheren Leben mit Divertikulitis.

In der Schlussbetrachtung dieses Buches hoffen wir, dass es Ihnen ein tieferes Verständnis für Divertikulitis vermittelt und zeigt, wie eine ausgewogene Ernährung und ein gesunder Lebensstil zur Prävention und Behandlung beitragen können. Möge dieses Buch ein treuer Begleiter auf Ihrem Weg zu Gesundheit und Wohlbefinden sein und Ihnen helfen, die Herausforderungen von Divertikulitis mit Zuversicht und Wissen zu meistern.

Mögen die Rezepte Ihnen nicht nur Nährstoffe, sondern auch Freude und Zufriedenheit bringen, während Sie auf Ihrer Reise zu einer besseren Darmgesundheit voranschreiten. Wir laden Sie ein, jede Mahlzeit als einen Schritt hin zu mehr Gesundheit und Vitalität zu sehen und die Veränderungen, die Sie erleben, zu umarmen.

SCANNEN SIE DEN QR-CODE

ODER KOPIEREN UND PROBIEREN SIE DIE URL

https://qreo.de/bezIFD